だれでも美しい眉が手に入る
メディカルアートメイク

北村久美 著

セルバ出版

はじめに

私は、子どもの頃から母が経営する美容院で、美しくなるためにやってくるたくさんのお客さまを見て育ちました。

どんなにボサボサの髪も母が染め、ハサミを入れ、パーマをかけてブローで仕上げると、まるで別人のように美しくなります。髪型一つで変わる女性の姿は、とても幸せそうで、子どもながらに女性はいつも美しくあるべきだと思い、美容師を目指して国家資格をとりました。

美容学校では髪だけでなく、メイクについても勉強します。

そこで、髪型以外にも人の印象を決める眉やアイラインに興味が湧いてきました。

ある日、美容室で品格のある大変美しいお客さまに巡り会い、その人の魅力に一瞬にして惹き込まれました。お話していると、その美しさの秘密がアートメイクによるものだと知り、その衝撃は今でも忘れることができません。

これが、私が一生をかけてやってみたいと思ったアートメイクとの出会いでした。

当時、アートメイクは一般的なものではなく、一部で施されていたものは、いかにも入れ墨をいれたという感じのべったりとした不自然なものでした。品格のある自然な美しい眉とアイラインが施せるなんて夢のようでした。

その技術をどうしても手に入れたいと思いました。

ところが、アートメイクは美容師の資格だけでは施術できません。針を使って皮膚に色素を入れるもので、医療行為として医師または看護師・准看護師の資格が必要です。そこで私は、看護学校に通うという一大決心をして必死で勉強しました。

病院の実習では、心と心が繋がるホスピタリティが重要だということに気づき、そのことは今でも大切にしています。猛勉強の末、美容と看護の資格を両方活かし、医療機関で医師の指示のもと、メディカルアートメイクの施術を始めることになりました。私がアートメイクに出会ってから、あっという間に24年の月日が経ちました。

その間、器機や色素の研究も進み、医療の現場でも手術後のＱＯＬ（クオリティ・オブ・ライフ／生活の質）を向上するために、乳がん治療後の乳房再建などでアートメイクが必要とされています。

イキイキときらめきを持って生きるって素敵なことだと思いませんか。

そのために私の長年の経験による技術が役に立てば、とても嬉しいです。

時代の流れとともに、美容としてのアートメイクも女性の間で人気となりました。アートメイクは厚生労働省が医療行為であるとの見解を示していますが、医療機関ではない美容サロンなどでの施術も横行しています。

国民生活センターによると、残念なことに正しい知識と技術を持ち合わせることなく施術が行われ、トラブルが続出していると報じられています。

最近では警察による摘発も多く、ニュースになることもありました。

しかし、アートメイクを希望される女性はふえています。

そこで、医療機関で行う安心・安全なアートメイクをメディカルアートメイクと位置づけ、正しい知識をお届けしたいと考えました。

現在、私が施術しているエイジングケアクリニック東京では、医師による問診に始まり、カウンセリング、デザイン、施術、アフターフォローまでしっかりとした流れをつくっております。

ご来院いただく理由は多様ですが、施術によって、イキイキとした表情で笑顔をみせてくださると、私も思わずにっこり。

東京駅から近い恵まれた場所にクリニックがあるため、地方から足を運んでくださる方もいらっしゃるほど、メディカルアートメイクの人気は高まっています。

私自身も長い年月をかけてキャリアを積み重ねてきましたが、仕事だけでなく、結婚、出産と人生の転機があり、生活スタイルの変化の中で、メディカルアートメイクが果たす役割を実感しています。

メディカルアートメイクによって、コンプレックスやストレスを手放した方もたくさんいらっしゃいます。

イキイキとされているみなさまの笑顔が励みとなり、ますますこの仕事にやりがいを感じながら、美容医療技術を極めていきたいと精進する毎日です。

どんなときでも、目もとが輝いている人は、美しく魅力的です。

その魅力はメディカルアートメイクを施すことで手に入れることができます。

本書により、そのお手伝いができれば幸いです。

平成28年1月

北村　久美

だれでも美しい眉が手に入るメディカルアートメイク　目次

第2章　だれでもきれいになれるメディカルアートメイク

第3章　素顔でも美しいメディカルアートメイク

第4章 メディカルアートメイクであなたの悩みを解決！

第5章　メディカルアートメイクにトライする

第6章　これだけは確認しておきたいQ&A

第7章　メディカルアートメイクは医療行為です

第8章　特殊なメディカルアートメイク

第9章　やってよかった　体験者からのメッセージ

第1章　美しい人には理由がある

1　美しさを維持できるメディカルアートメイク

メディカルアートメイクは一言でいうと、洗っても落ちないメイクです。いつでも美しさを維持できるメディカルアートメイクは大変魅力的です。難しい眉やアイラインを安定させるメイクとして、女性にとっては喉から手が出るほど欲しいメイクなのです。

私は美容師の資格をとったとき、俳優やモデルにメイクをするメーキャップアーティストも楽しい仕事だとは思いましたが、子どもの頃から身近で感じていた全ての女性が美しくなるための仕事を選び、メディカルアートメイクに辿り着きました。

メディカルアートメイクを施術する技術者として、医師または看護師（※准看護師を含む）の資格は必須となりますが、美容師の資格は必要ありません。

けれども、美的センスは必須ですので、その経験は充分に活かされます。

医療の知識と美容の技術を兼ね備え、誰もが美しさとともに幸せを感じることができるメディカルアートメイクの技術者が私の天職だと感じました。

お化粧をするときの悩みは人それぞれですが、眉やアイメイクに時間がかかり、うまくできないということはよく耳にします。

でも、メディカルアートメイクを施せば、毎日のメイク時間が短縮でき、うまく描けないときのストレスがなくなります。

出勤前の忙しい時間も、育児に追われて自分にかまっていられないときも眉やアイラインを描く時間を短縮できます。

スポーツで汗をかいても化粧崩れを気にすることなく、プールや温泉に入っても眉やアイラインはとれません。

寝ているときも、維持することができます。

素顔とメイクをしているときのギャップが少なく、眉やアイラインの印象が変わらないなんて、女性にとってはまるで夢のようです。

いつも自然なナチュラルメイクで過ごせるのです。

このように、メディカルアートメイクは、いつでもどこでも素顔でも、美しさを維持することができるのです。

（※本書の看護師という表記には准看護師を含みます。）

2　美しい人は眉が魅力的

服装や髪型は、ＴＰＯに合わせて工夫され、その人の第一印象が決まる大きな役割を果たしています。

けれども、おしゃべりが始まると、服装や髪型よりも表情が記憶されます。

その中でも目もとの印象がとても大きなポイントを示すことに気がつくでしょう。

優しそう、寂しそう、意志が強そう、頼りなさそう……。

そう感じることも、目もとを見て判断していることが多いのではありませんか。

改めて鏡の中の自分の素顔をみると、なんだか物足りなかったり、左右のバランスが悪かったり、仕事や育児の疲れが表れていたりして、慌ててメイク道具に手が伸びます。

周りの人たちの目もとを一人ずつ確認していくと、それぞれの長所や短所に気づきました。

「表情は豊かなのに印象が薄い」とか「穏やかな人なのにいつも怒っているように

見える」など、ギャップを見つけるようになったのです。

そして、それは眉に原因があると気づきました。

眉のメイクを少し変えるだけでこんなにも印象がちがうのかという体験を数多くしたのです。

その人の長所を知ることで、初めてその人の魅力を最大限に活かした目もとが作れるのです。

ところが、私も学生の頃は、そのことに気づかず、流行のメイクを取り入れ、外見の美しさのみにこだわって失敗することもありました。

好きなアーティストに憧れ、眉の形やアイシャドウの色、アイラインやまつ毛にもボリュームを持たせてみるなど、夢中になってまねをしましたが、骨格もパーツも違うため、似合うはずがありません。

いくら憧れの人のメイクに近づいても自分に合っていないと、表情が硬くなり、本来の魅力は引き出せません。

自分の長所や短所をよく知り、メディカルアートメイクで自然な眉を手に入れれば、今まで悩みだった眉がお気に入りの美しい眉に変わります。

3　眉の形でその人の印象が決まる

初めて会った方とご挨拶をするとき、まず目もとを見てお話しませんか？

相手があなたの第一印象を決めるのは、目もとの影響が大きいのです。

ですから、眉を少し変えるだけで印象は大きく変わります。

もし、あなたの眉がゲジゲジと無造作でお手入れが行き届いていなければ、あなたの第一印象は、生命力は感じるものの、どことなく野暮ったく、何事にもおおざっぱな感じになります。逆に、細くて整った眉は、都会的で大人っぽくもみえますが、細すぎると神経質な印象を持たれます。


メディカルアートメイクで理想的な眉を手に入れると、安定した印象を与え、基本の眉の形をベースに描き足すことで様々な演出もできます。

例えば、営業やサービス業の人は誰にでも受け入れやすい、丸みにカーブを加えたり、部下を指示する立場になると、基本のラインよりもしっかりとした印象を持つ眉山をつけたりして、眉の形で相手に与える印象をコントロールできます。

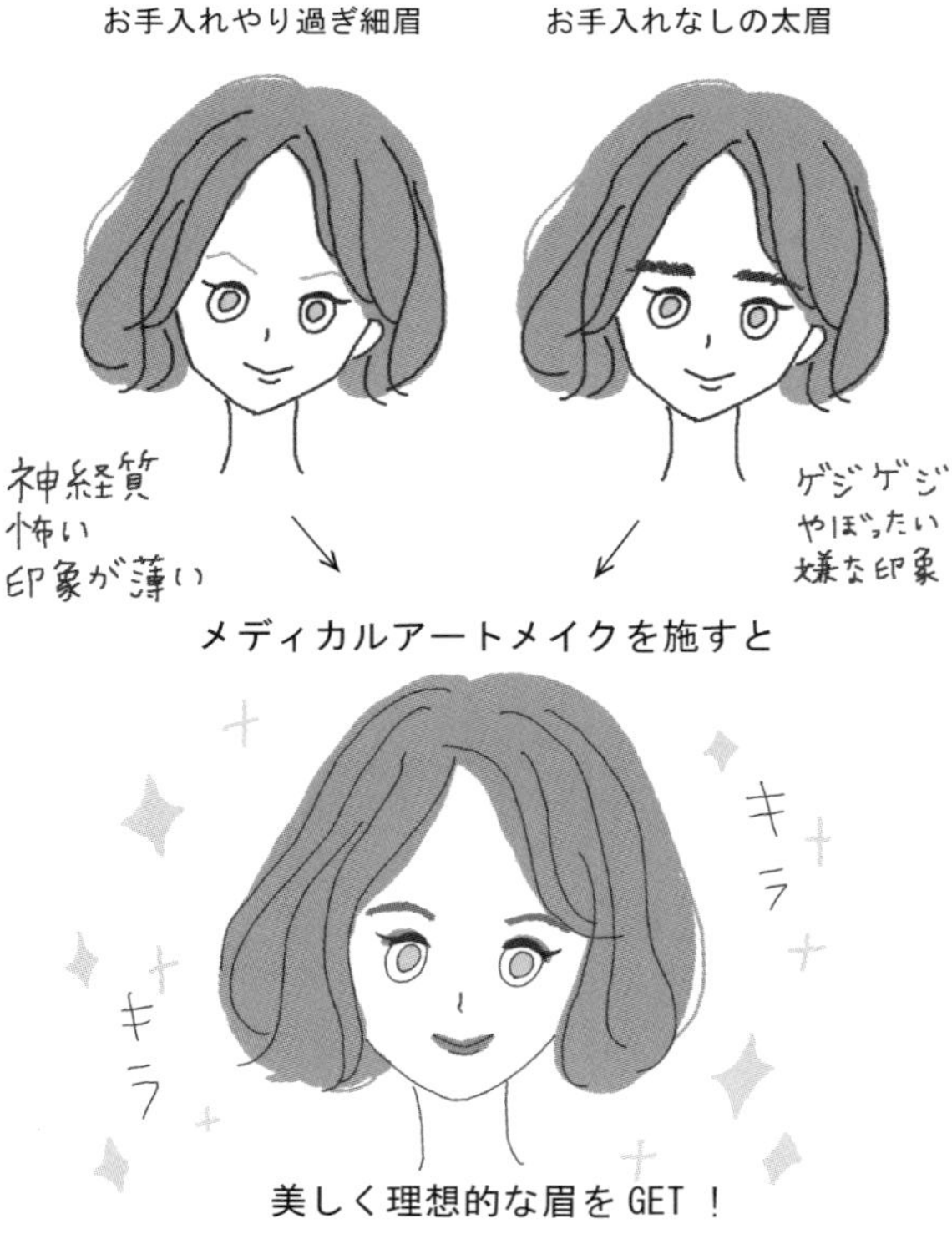
お手入れやり過ぎ細眉
お手入れなしの太眉
神経質
怖い
印象が薄い
ゲジゲジ
やぼったい
嫌な印象
メディカルアートメイクを施すと
キラ
キラ
美しく理想的な眉をGET！

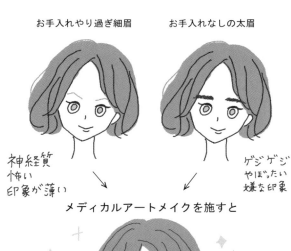

4　アイラインで変わる目力

「きれいだなぁ。あの人みたいになりたい」

テレビや雑誌を見ながら憧れる俳優やモデルの顔を思い浮かべると、印象に残っているのはキラキラと輝く瞳。

そう、目もとに惹かれていることに気づきます。

「目力がある」、「眼力（がんりき）がすごい」など、目を使ってその魅力を表現する言葉もたくさんあります。

目の印象は、その人のイメージを決めるとても重要なポイントとなります。

プロのヘアメイクアーティストとして、俳優やモデルをメイクするときは、映像や誌面の中での役柄のイメージをつくることが重要とされます。

たとえ、優しい性格の俳優でも、役柄に合わせて陰険なメイクをすることもあります。俳優の目の形は変わりませんが、アイラインの入れ方によって、見え方が変わります。

アイラインを入れることで、くっきりと目を大きくしたり、華やかに見せたりすることができます。

時代劇では、きりっと見せるために目張りを入れ、目力をアップさせます。

また、ミュージカルなどの舞台では、後ろの席からも表情がはっきりと見えるように目の周り全体に目張りを入れます。これは特別なメイクですが、日常生活でもアイラインを使って目力を演出することはできます。

しかし、アイラインを思い通りにいれるには時間がかかり、毎日同じようにはなかなかできません。

ですから、メディカルアートメイクによるアイラインも大変人気があります。

メディカルアートメイクでまつ毛とまつ毛の間をうめて、まつ毛が密に生えているように見える基本のアイラインをつくり、お化粧で書き足すことで簡単にメイクができます。目もとの魅力を一層引き出してください。目力アップで、長所を伸ばし、自信を持って生きる姿はとても素敵です。

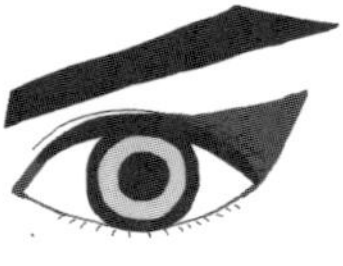
時代劇の目張り

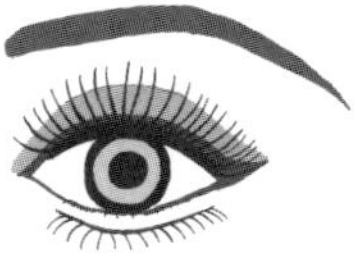
舞台メイク

5　目は口ほどにものを言う

昔から、ことわざや慣用句にも「目」という言葉はたくさん使われています。人の喜怒哀楽などの感情が最もあらわになるのが目です。「目は口ほどにものを言う」ということわざは、言葉にしなくても、目を見れば、相手の感情がわかるという意味です。

適切な判断ができないときには「目が曇る」といい、逆に迷いがなくなり、正しい判断力を取り戻したときに、「目が覚めた」という言葉を使います。

これは単に「目」を指しているわけではなく、自分の心や意思の状態を表しています。いずれも「目」が重要な意味を持つことが多いです。仕事で重要なプレゼンテーションを行うときに、緊張のあまり、落ち着かない様子を「目が泳ぐ」と言いますが、いつもよりくっきりとアイラインを引くと、「目力があり、説得力を感じた」と高評価を得ることもできるかもしれません。目もとのメイクはそれほど重要なのです。

アイラインも表情を決める一つの手段として効果的にひいてみましょう。

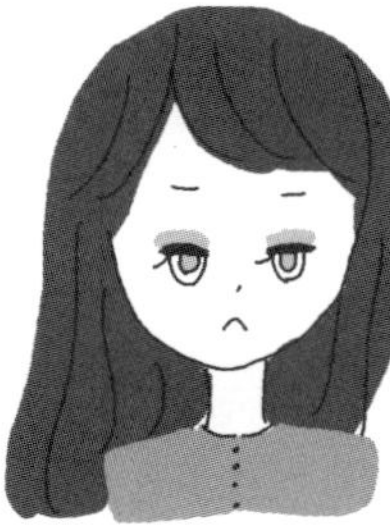

どんより目が曇る

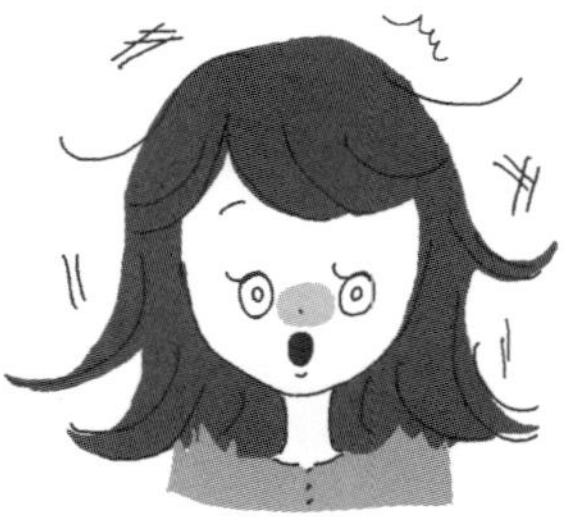

目が覚めた

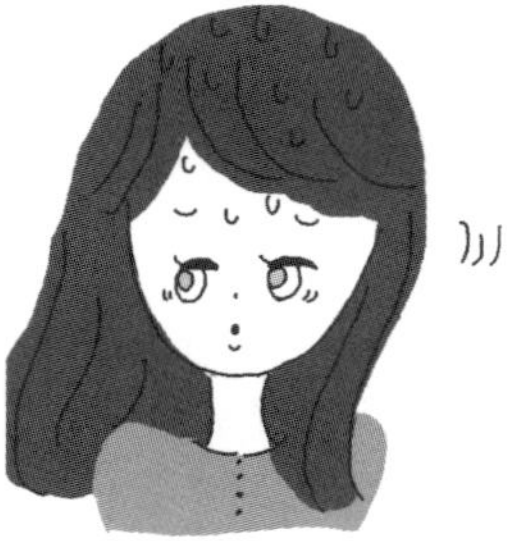

目が泳ぐ

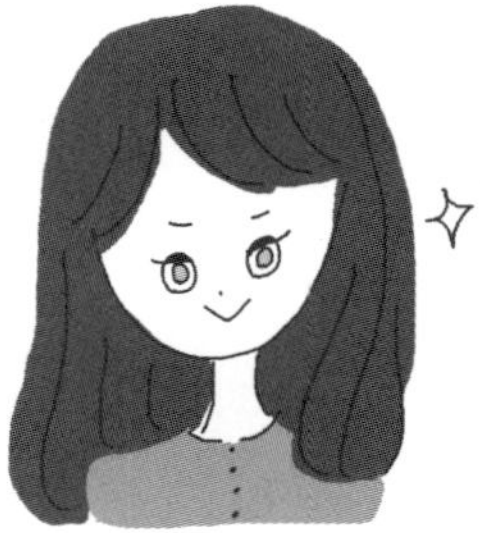

目力がある

6　豊かな表情が人を惹き付ける

人は物事に集中しているとき、真剣に一点を見つめ、無表情になりがちです。怒っているようにみえたり、話しかけにくい雰囲気が漂ったりします。何気ない日常でも無表情だと、「何を考えているかわからない」とか「空気がよめない」などと、周りの人に対してあまりよい印象は与えません。

眉の濃淡でも表情は変わって見えます。

濃い眉は、意志が強く、眉の動きもはっきりとわかりやすく、感情は伝わりやすい顔になります。逆に薄い眉は、顔そのものがぼやけた印象になり、表情も薄く、意志も伝わりにくくなります。

メディカルアートメイクでは、とても自然な眉であなたの表情をサポートします。周りの人は、あなたの心の内を見ることはできませんが、その表情から察することはできます。自然で豊かな表情は、周りの人に安心感を与え、人を惹き付ける大切な要因になります。

7　チャームポイントを活かして雰囲気美人になる

きれいだと賞される人は、みんな目鼻立ちの整った左右対称の美しい顔立ちで、あんなふうにはとてもなれないと思い込んではいませんか。

テレビや雑誌で活躍している人気のある俳優やモデルの中には、整っていることよりも、個性をアピールして美しいと評価を得ている人もたくさんいます。

美しすぎて近寄りがたい美人よりも、親しみやすい雰囲気美人を目指しませんか。

雰囲気美人に大切なことは自分のことをよく知ることです。

テレビや雑誌で一般の人がプロのヘアメイクやスタイリストの手にかかると、驚くほど変身します。プロのヘアメイクアーティストたちはその人の個性を一瞬で見極め、チャームポイントをより際立たせ、ウィークポイントを目立たなくします。

あなたのチャームポイントやウィークポイントはどこですか。

顔全体をよく見てください。眉の形やアイラインを使って雰囲気美人に変身してください。

8　美しいことは幸せなこと

「きれいになったね」と言われて嫌な気分になることはありません。そういわれるだけで、ウキウキとときめいて楽しい気持ちが湧いてきます。

自分の個性を活かすことは、自分の良いところや、悪いところをしっかりと受け止め認めることでもあります。

それは外見にかかわらず、考え方や感じ方、心の在り方にも関係しています。

いくら表面を整えても、内面が乱れているとその美しさを保つことはできません。

メディカルアートメイクで美しさを手に入れると気持ちにも変化が表れます。

あなたの良さを引き出し、コンプレックスから開放され、少しずつ自信が芽生え、時間にもゆとりが持てます。

あなたが美しくなれば、彼氏やご主人、家族や友人、あなたの周りの全ての人が幸せを感じてくれるはず。

あなたの明るくて素敵な笑顔がふえれば、喜んでくれる人はたくさんいます。

第2章　だれでもきれいになれるメディカルアートメイク

1　美しい顔のバランスの法則

鏡をのぞくとき、あなたは何をみていますか。

一日に何度も見ているはずですが、顔というよりも、目や口といった1ヶ所のパーツに気をとられて、意外と顔全体をみることがおろそかになっていませんか。

美しく見せるには、顔全体のバランスが最も大切です。

自分の顔の特徴をしっかりと掴んで、どのように見せれば美しくなるのか知ることから始めましょう。

目鼻口の位置を変えることはできませんが、眉毛の太さや長さ、カーブの角度によって顔のバランスを調整することはできます。

まず、顔の領域を3つに分けます。

A　額の髪の生え際から眉毛まで

B　眉毛から鼻先まで

C　鼻先から顎の先まで

このＡＢＣの３つの面積によって、顔のバランスが決まります。

ＡＢＣ の３つの面積が同じになっているのが最も美しいベストバランスです。

とても自然で品格があり、整ってみえます。

ＡゾーンとＣ ゾーンが狭く、Ｂゾーンが広いと、少し間延びした感じになります。

逆にＡゾーンとＣゾーンが広く、Ｂゾーンが狭いと、きつい印象があったり、怖い印象になります。

鏡の中のあなたの顔は、次のどのタイプにあてはまりますか。

次のページを見ながら、自分の顔と見比べてみてください。

もっとも美しいバランスとどこが違うかを把握することで、メイクの仕方も変わってきます。

女性誌の好きなモデルの顔をバランスの法則にあてはめてみると、顔全体のバランスがいかに大切かよくわかります。

ベストバランスになるよう、メディカルアートメイクで眉の位置や形を整えて、眉の基本をつくっておけば、安定したバランスのよい素顔が手に入ります。

美しい顔のバランスの法則

①

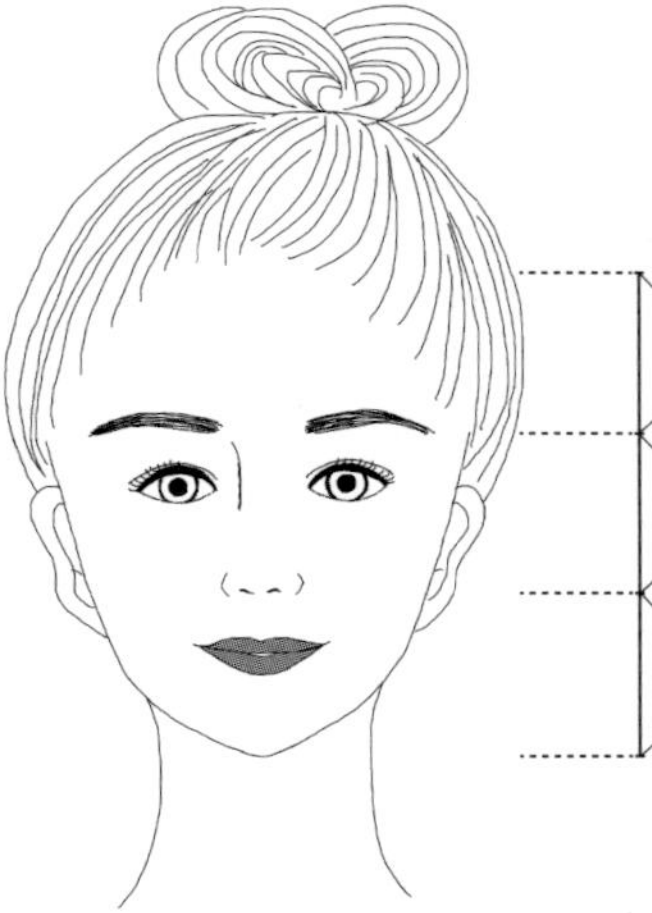

眉の位置で顔全体の印象が変わります。
A 髪の毛のはえ際から眉、B 眉から鼻先、C 鼻先から顎まで比率を比べてみましょう。

①美人のゴールデンバランス　ABC とも均等に 1／3
②間延びした印象　B が広い
③きつい、怖い印象　B が狭い

②

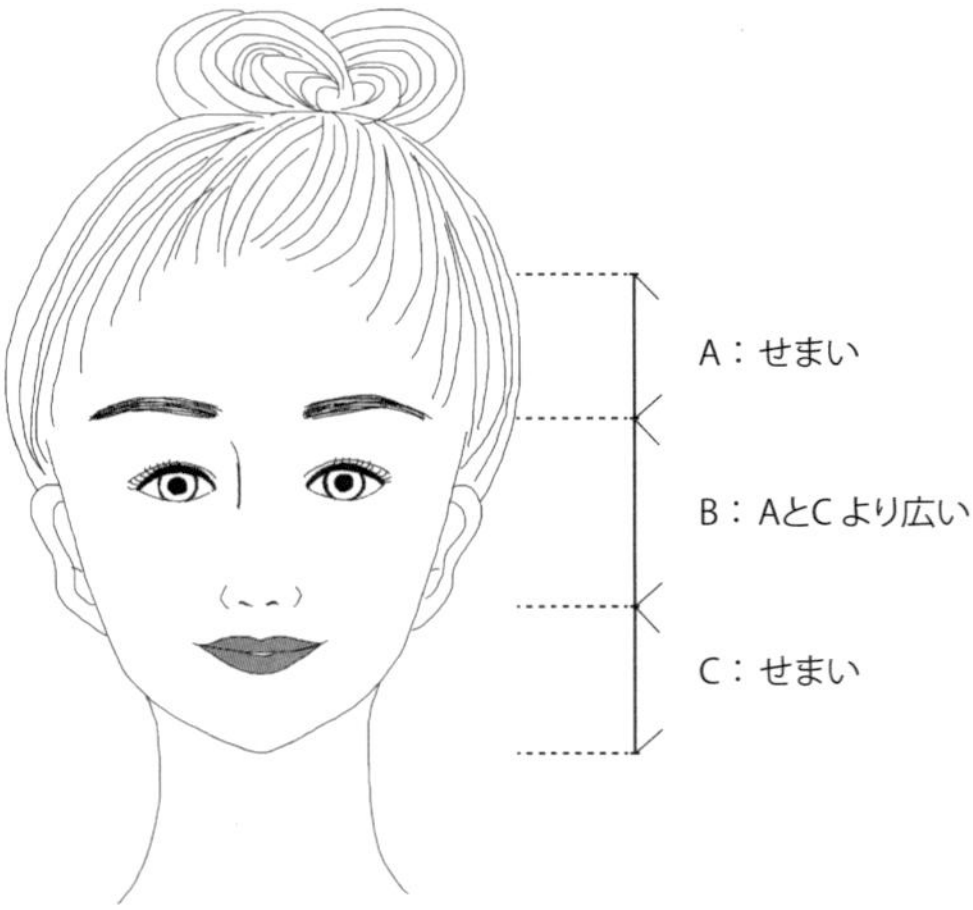

③

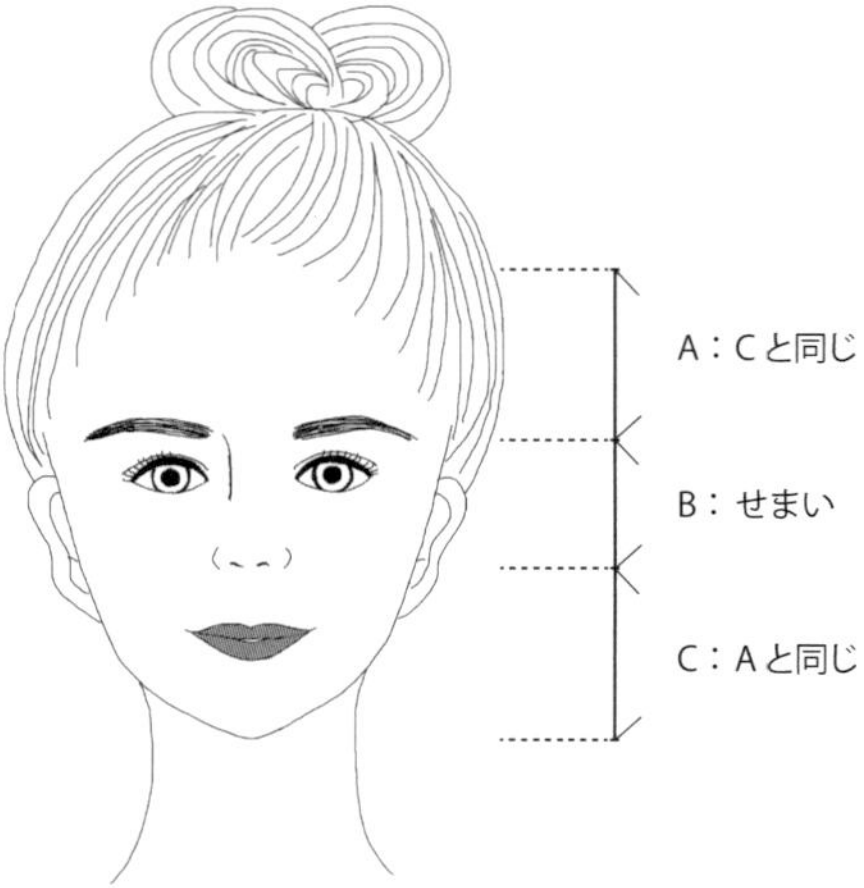

2　眉の長さが左右対称にならない理由

「どうして眉を左右対称に描けないの?」という悩みはだれにでもあります。平面の上に左右対称に描くことはそんなに難しくはありません。しかし、顔は立体的にできています。骨格にあわせて描かなければなりません。また、鏡で見ただけではわからない細かい凹凸もあります。丁寧に描いているのに、どうしてもここで曲がってしまう、眉ペンシルが止まってしまうというときは、指先でその位置をなぞってみてください。ちょっと見ただけではわからない皮膚の凹凸があったり、筋肉のくぼみがあったりします。そういう細かい凸凹を意識すると、ラインを引きやすくなります。また、定規で同じ長さを測って描いたとしても、骨格のカーブや筋肉によって正面から見ると長さが違ってみえます。

メディカルアートメイクの眉のデザインは、こうした左右の骨格や筋肉違いも考慮して、つくり上げていきます。

AよりBのカーブの角度がゆるやか

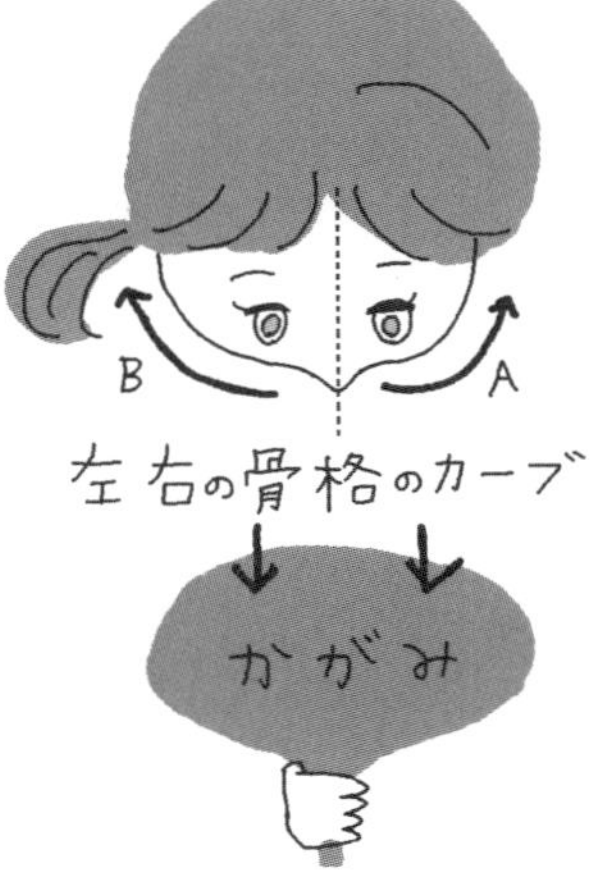

正面からみるとAよりBのほうが広く見える

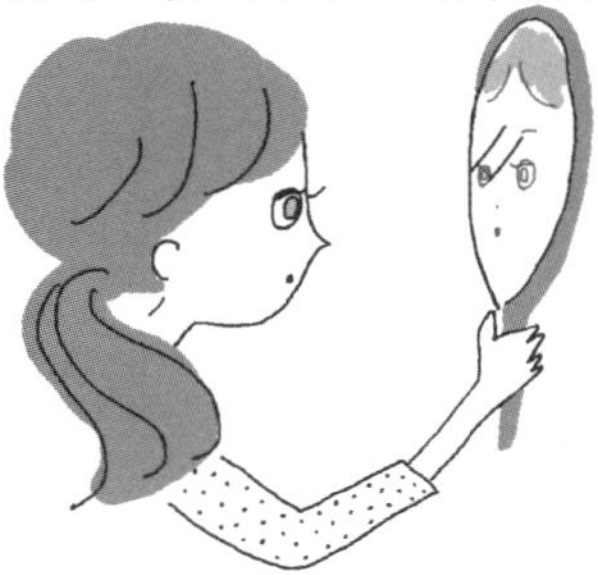

3　顔の骨格を確かめる

顔の筋肉の下には骨格があります。

骨格に合わせてメイクをすると自然なメイクができます。

バランスの良い均整のとれた顔とは、左右対称であることを指しますが、人の顔はほとんどの人が左右対称になっていません。

また、鏡で骨格を確認するだけでなく、触って確認することも大切です。

実際に顔の側面を掌で押さえてみると、頬骨から耳にかけての側面の角度が左右違う等、意外な発見もあります。

メイクをするときに、正面からみた顔は確認しても、横顔を確認することはめったにありません。骨格を意識することで、横から見たときの顔も想像することができます。また、正面から側面にかけての骨格の角度も左右違いますので、掌で骨格に沿って触ってみてください。

正面の顔の幅が広い人は角度がゆるやかです。顔の幅が広い分、眉の長さも正面からみるだけでほぼ合わすことができます。

けれども、正面の顔の幅が狭い人は角度がきつく、眉の長さは側面にかかるため、正面から見ただけでは眉の長さの違いがわかりません。横顔を確認しながら整えることも大切です。

顔の正面と側面の角度が左右違う場合は、眉の長さも違って見えます。いくら眉尻を付け足しても、長さが揃わない場合は、短いと感じる方の眉頭を少し内側から描き始めることもあります。

客観的に顔全体を見ることが必要ですので、正面と側面の顔の写真を撮るなど工夫してみましょう。

普段見慣れている顔なのに、写真で見ると、今まで気づかなかった意外な点を発見することができます。

横から見た顔は、普段自分ではわからないですが、人からはよく見られている角度ですのでこの機会に確認しておきましょう。

メディカルアートメイクは、骨格の形を確かめながら形をつくります。

あくまでも自然なナチュラルメイクになるように仕上げることが重要です。

4　左右のバランスの違いを見つける

鏡を見ながら左右の違いをチェックしてみましょう。

1　眉頭の位置

2　眉尻の位置

3　眉山の位置

4　眉毛の量

5　目の大きさ

6　黒目の位置

7　二重の幅

8　まつげの長さ、量、はえ方

メイクするときは、片方の眉だけを見て描いたり、お手入れをしたりしているとなかなかバランスがとれません。常に顔全体を見ることが必要です。

メディカルアートメイクで左右のバランスを調整することもできます。

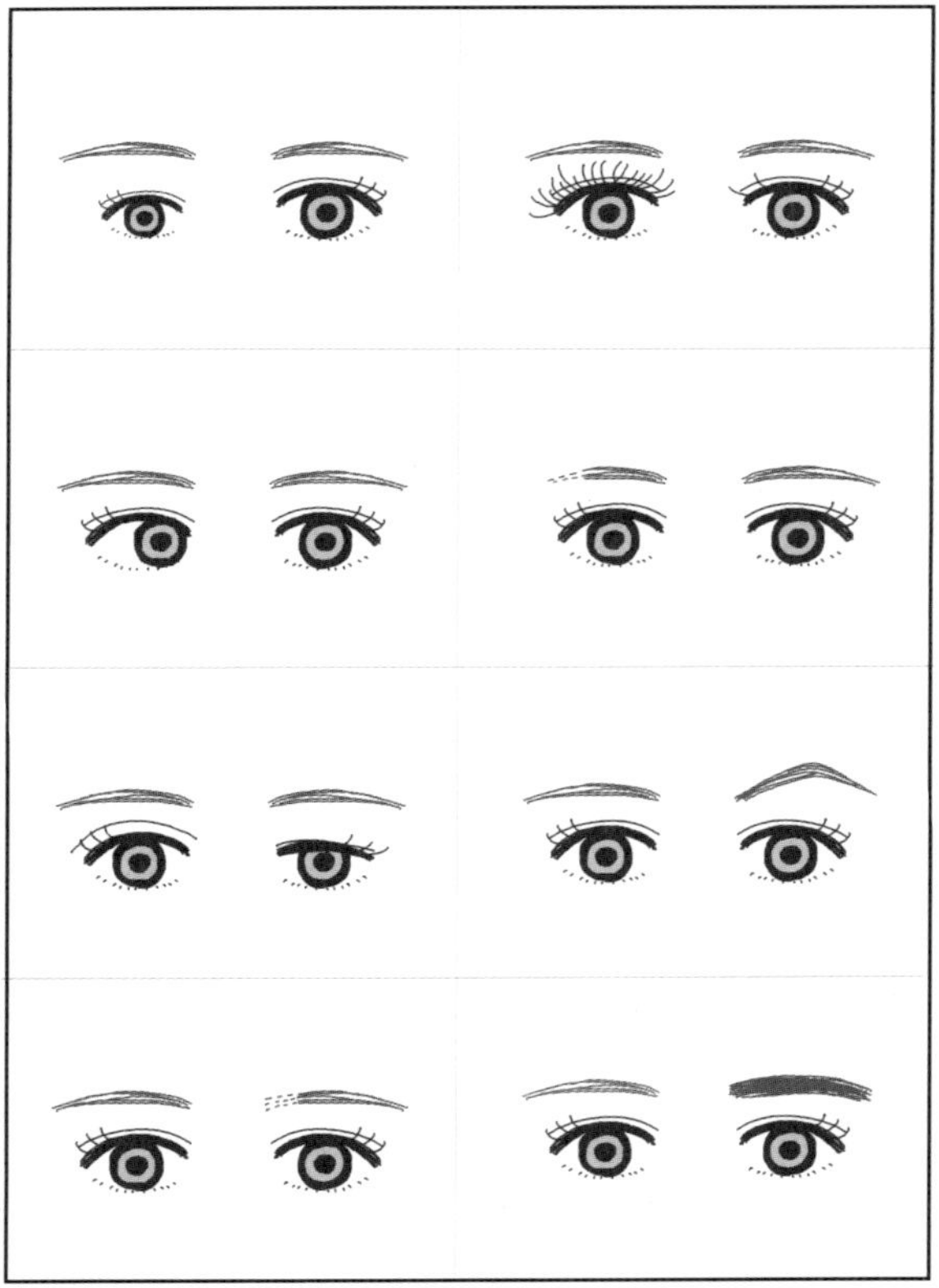

5　眉の形で見た目の印象がこんなに違う!?

同じ顔のイラストに眉毛だけを書き換えてみましょう。他のパーツは位置も形も変わっていませんが、眉毛を変えるだけで随分印象が変わります。

① 眉山が柔らかいアールになっている美しい眉
眉山の位置が眉の長さの内側から3分の2付近にあり、柔らかいカーブを描いた眉は、目を美しく見せます。

② 眉尻が下がっている眉
優しく気が弱そうな印象になります。なんとなく頼りなく、悲しい表情にも見えます。

③ 眉尻がまっすぐ水平になっている眉
表情は一定で静かな印象を与え、感情の浮き沈みが少ないと感じます。

④ 眉尻が上がっている眉
きりっと引き締まった印象を与えます。少しきつい印象にも見えます。

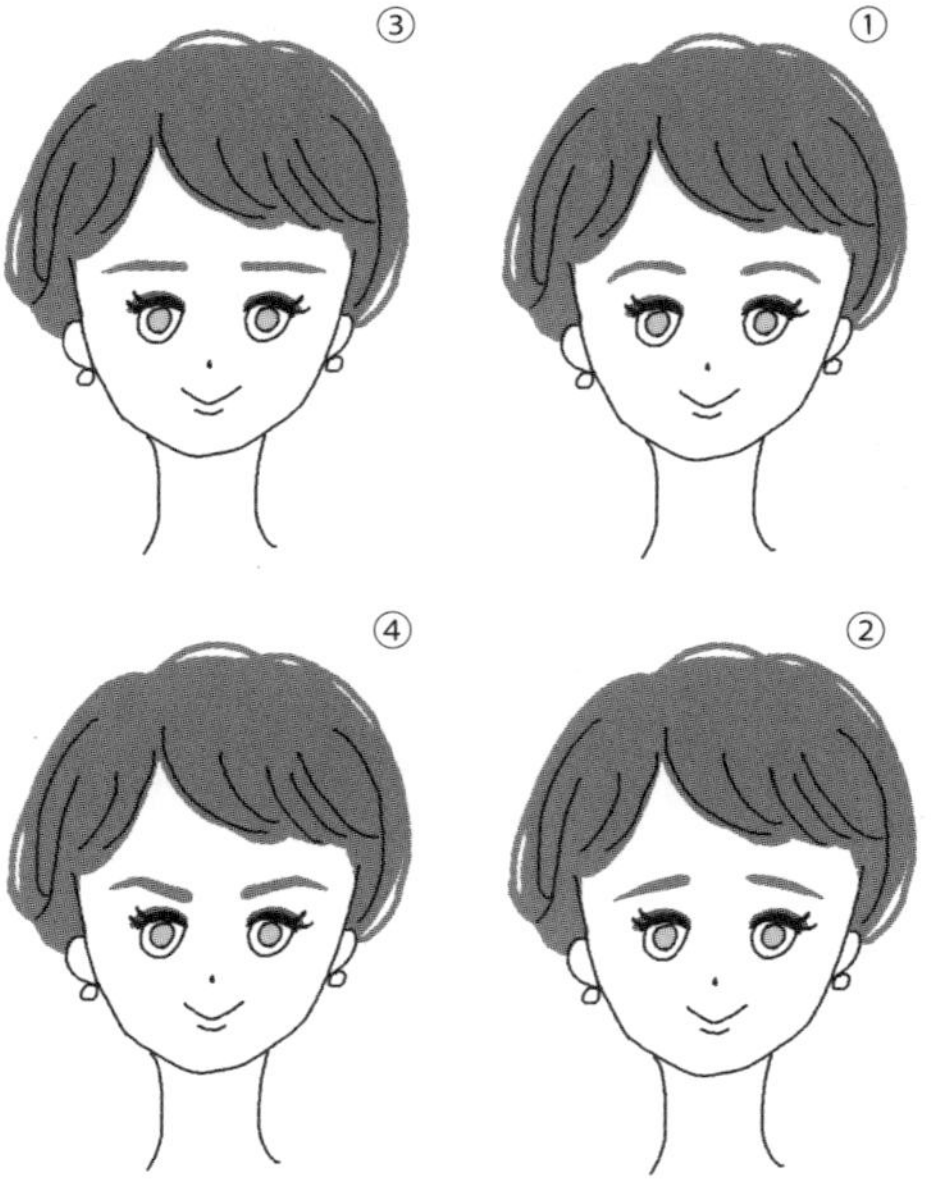
③
①
④
②

6　ナチュラルメイクのつもりがいつの間にか厚化粧に…

化粧の決め手は眉とアイライン。もっとも丁寧に時間をかけていませんか？　左右対称にすることはなかなか簡単ではありません。右の眉がうまくできたと思っても、左の眉と形が違うと、何度も修正しながら書き足します。ナチュラルメイクのはずが、どんどん色濃くなり、細い眉もいつのまにかたくましく太く……。

アイラインは、目尻に少し入れる程度と思っていたのに、いつのまにか目の周りがパンダのように真っ黒！

眉や目だけに意識がいってしまい、全体のバランスを見るのを忘れてしまうこともよくあります。

眉やアイラインが濃くなったことで、チークの色味を加えているうちに、ナチュラルメイクとはほど遠い厚化粧のできあがり。

せっかく時間をかけて化粧をしても、これでは一日中気分がのらず、鏡を見るたびにため息をつくことになってしまいます。

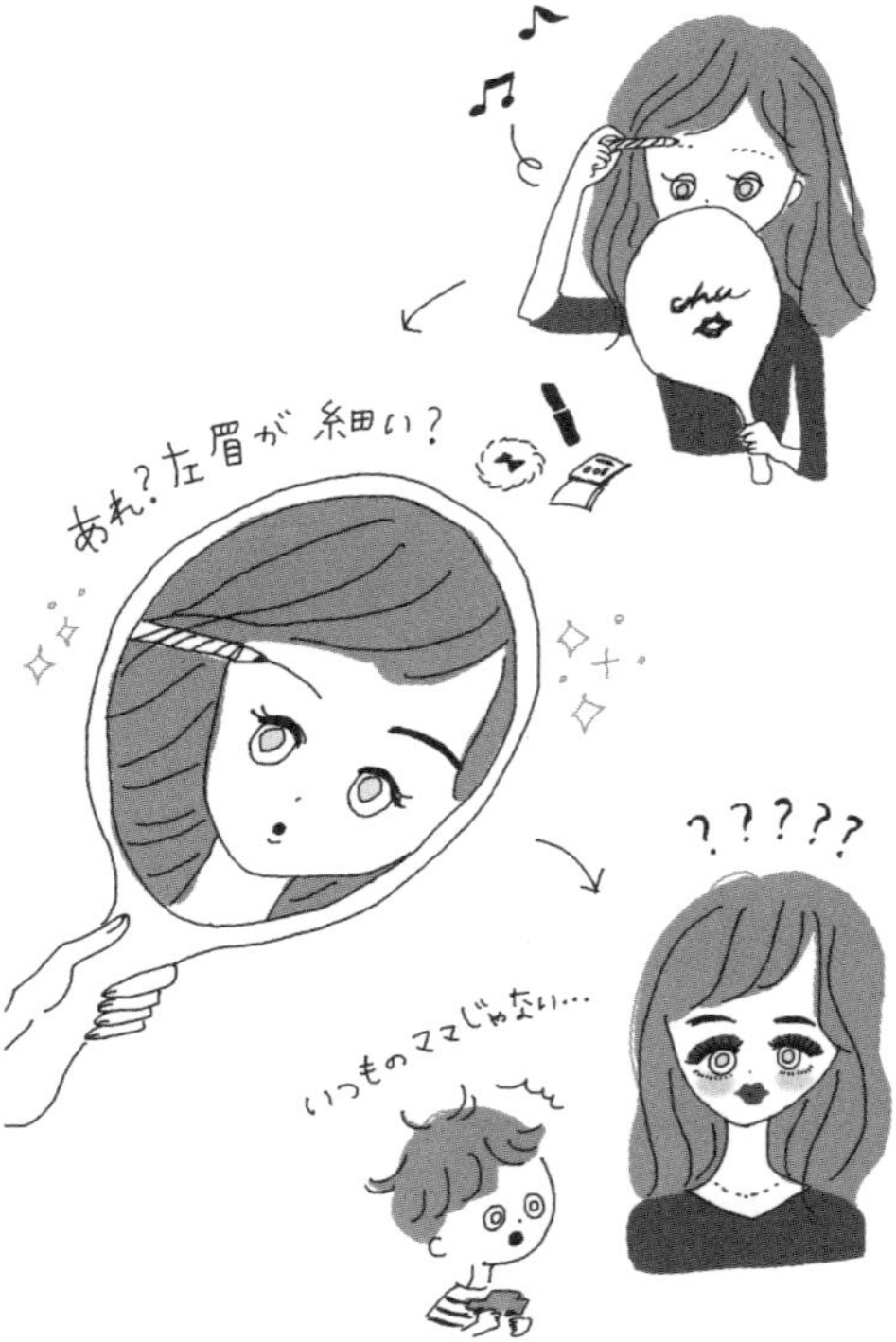
chu
あれ？左眉が細い？
？？？？？？
いつものママじゃない…

7　メディカルアートメイクで時間をかけずに美しさを手に入れる

お休みの日くらい、ノーメイクでぼうっと過ごしたい！

家の近所のコンビニに行く程度なら大丈夫と気を許したとたんに、たまたま知り合いを見かけ、思わず顔を隠したなどという経験はありませんか。

何はともあれ、眉毛とアイラインだけは描いてからじゃないとゴミ出しにも行けないという声もよく聞きます。

もし、アイメイクをした状態がいつでも保てるのなら、どんなに楽かしら？

そう考えたことのある人はたくさんいるはずです。メディカルアートメイクを施す理由は様々ですが、共通して言えることは素顔でもナチュラルメイクをしているような自然な眉が保て、メイクの時間が短縮でき、楽だということです。

眉やアイラインがきれいに引けないストレスは一日中つきまといます。安定した眉やアイラインが手に入れば、ストレスもなく、気分よく過ごすことができるのです。

メディカルアートメイクを施す理由

1　眉やアイラインがうまく描けない
2　朝のメイク時間を短縮したい
3　子育てで自分のことにかまう時間がない
4　眉が薄くなった
5　汗をかいたときに、化粧崩れをしやすい
6　温泉などで気軽に素顔になりたい
7　旅行や出張などで化粧の手間を省きたい
8　メイク時と素顔のギャップが大きい
9　老眼等視力が悪くなった
１０　入院等、メイクできない環境にいる

8　なりたい自分になるために

メディカルアートメイクの人気は一言でいうと「楽だから」ということに尽きるかもしれません。私自身も仕事に、家事に、育児にと毎日分刻みで過ごす中、時間のやりくりにはとても努力が必要です。少しでも時間が短縮できればとても楽になります。

時間に余裕ができるということは、心にも余裕が生まれます。

例えば、朝、メイクにかける時間が短かければ、娘に絵本を1冊読むことができるのです。私にとっても娘との触れ合いの時間は何よりもかけがえのないもので、このちょっとした時間のおかげで、娘も機嫌よく保育園に行くことができます。

満足のいく気に入った眉やアイラインが、安定して表情に取り込めれば、笑顔で自信を持って過ごすことができます。イキイキと好きなことができ、なりたい自分にどんどん近づくことができるのです。

「楽だから」という時間短縮がきっかけでも、メディカルアートメイクを施すことによって、毎日の生活が変わるチャンスをつかむことができるのです。

第3章　素顔でも美しいメディカルアートメイク

1　メディカルアートメイクとは

メディカルアートメイクとは一言でいうと、洗顔しても落ちないメイクです。皮膚下部分に専用の針を用いて色素を注入し、皮膚を染色する施術です。アートメイクという言葉は日本でつくられた造語で、アメリカでは「パーマネントメイク」、「メディカルタトゥ」と呼ばれています。

日本では針を使うため医療行為として厚生労働省より医療機関でのみ施術することが必須とされています。医師免許、もしくは医師の指示のもとで看護師が行わなければなりません。

本書では、正しい知識と技術を持って医療機関で行われているアートメイクをメディカルアートメイクと記しています。

アートメイクというと、30年ほど前に一部の人がしていた、眉にノリを貼付けたような青灰色の入れ墨のような眉を思い出す人がいるかもしれません。

日本に導入された当初は、年配の人が加齢にともない、眉が薄くなって顔がぼやけ、顔をはっきりとさせることだけを目的にしていた時期もありました。

現在では、はっきりと目立たせるというよりも、骨格や筋肉、表情に合わせて自然に見えるような眉やアイラインの基本を施す目的で施術します。

とても自然で、ほとんど人から見て、メディカルアートメイクを施していることは気づかれません。美しいナチュラルメイクに見えます。

素顔には自信が持てないという人の一番の悩みは眉やアイライン。

素顔と化粧をしたときとのギャップも他人に見られたくありません。

メディカルアートメイクで眉やアイメイクを施せば、素顔でもだいじょうぶです。

常に自然な状態で眉やアイラインの美しさをキープしてくれます。

眉が薄い、スポーツをしてよく汗をかく、朝のメイクに時間がかかる、花粉症で目の周りをよくこすってしまう…。

眉やアイラインの悩みは次から次へと続きます。

しかも、一度メイクがとれてしまうと、化粧直しが大変です。

眉やアイメイクは口紅のようにさっとひと塗りすればきれいになるというわけにはいきません。

鏡とにらめっこしながら丁寧に描いても、眉の形が気に入らなかったり、アイラインが滲んで太くなったりしてイライラ。

メディカルアートメイクを施したところは、化粧直しも必要ありません。

アートメイクの起源は古代中国にあるといわれています。

古くから人相学にこだわりを持っていた中国では、「眉が薄い女性はしあわせになれない」という言い伝えがあり、運勢をよくするために墨などで眉を描いて濃くしたそうです。時代とともに、眉の色が落ちないように工夫され、肌を染色するようになったのがアートメイクのはじまりといわれています。

アートメイクの色素を注入する技術は中国から台湾に伝わり、その後、アメリカで広まり、天然の色素などの研究が重ねられました。

今では美容だけではなく、医療現場でもＱＯＬ（クオリティ・オブ・ライフ）を考えた医療補助技術として、傷痕、やけど、乳がん手術後の乳房再建などの問題を解決するための方法として取り入れられています。

安心・安全を考えて医療機関で施術されているのが、メディカルアートメイクです。

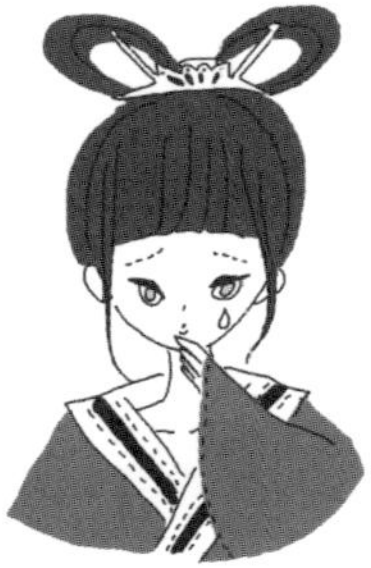

古代中国では
眉が薄い女性は
しあわせになれないと
信じられていました

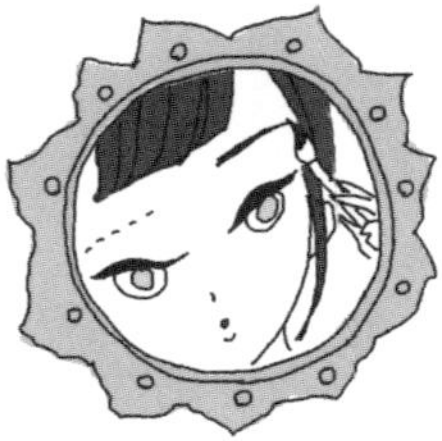

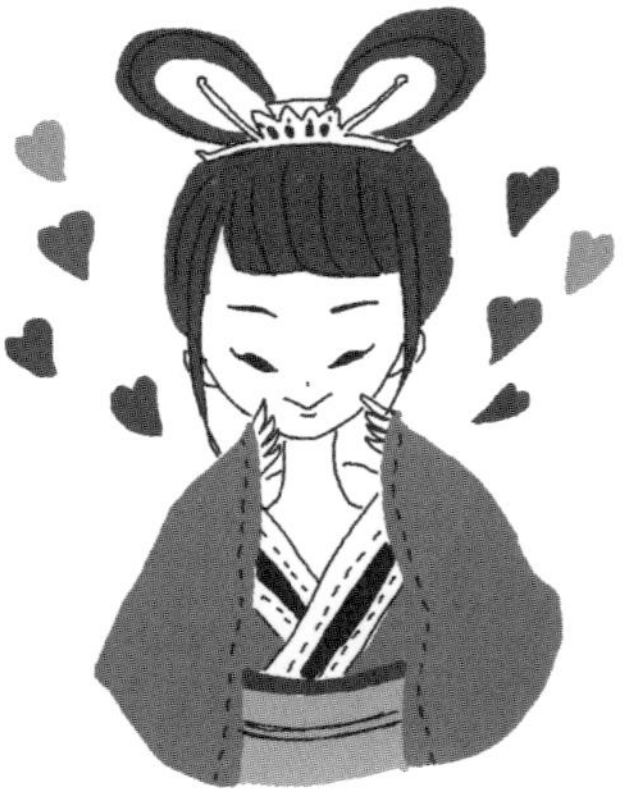

眉を墨で太くすると
しあわせになれる
これがアートメイクの
はじまり

2　皮膚に色素を入れる美容法

　皮膚に針で色素を注入し、色を付けるというと、入れ墨をイメージする人も多いでしょう。

　基本的にメディカルアートメイクと入れ墨では、色素を定着させる皮膚層が違います。メディカルアートメイクでは、皮膚の最も浅い表皮の部分（約０・０４～０・２ミリ）に色素を注入しますが、入れ墨はもっと奥深い皮膚の表皮の下にある真皮の層まで注入します。施術に使用する器具も異なります。メディカルアートメイクは２～３年経つと色が薄くなりますが、入れ墨は簡単には消えません。

　メディカルアートメイクは、本来ある眉やまつ毛を補脚して整った形に見せるためのものですが、入れ墨は本来ないものを装飾として施します。

　厚生労働省では、アートメイクは美容医療と位置づけています。

　色素も違うものを使います。医療機関でＭＲＩを受けるときに「入れ墨が施されている場合、変色ややけどをする可能性があります」と注意事項を目にすることがありますが、これは入れ墨の色素の中に金属成分が多く含まれていることがあり、それがＭＲＩの強力な磁力と反応を起こすためです。

メディカルアートメイクの色素にも十分な注意を払ってそのような成分が含まれていないものを使う等、細心の注意が必要です。

皮膚の断層図

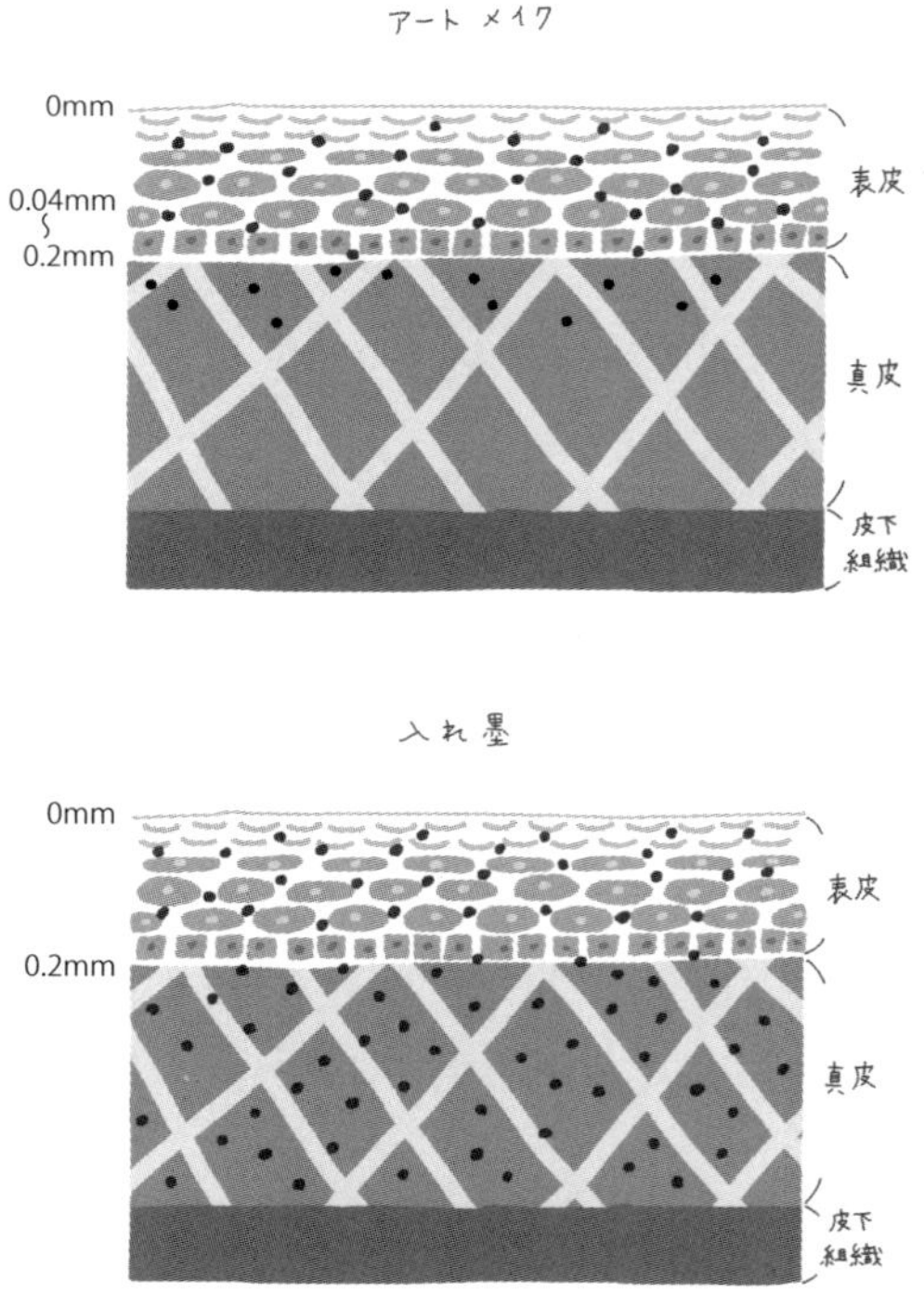

3　メディカルアートメイクで描く美しい眉の形

美しい眉をつくるには、自分の現状の眉をよく観察しましょう。

メディカルアートメイクは、一度施術しますと消えません。

そのため、顔が優しく見えるように入れることをおすすめします。

2～3年で薄くなりますが、眉の基本としてできるだけ自然に入れておけば、化粧で少し流行を取り入れることもできます。

自然な形で眉を入れておけば、高齢になって化粧をしなくなっても、メディカルアートメイクのおかげで、自然な眉があり、ナチュラルメイクのままでいられます。

まず、眉頭と目頭の位置が同じところから始まるように意識します。

眉頭の1㎝ぐらいはぼかして始まり、眉山にかけてグラデーションにするととても自然な感じに仕上がります。

眉を上に動かしたときに上がる筋肉部分を意識してデザインすると、表情に合わせて眉山が動くため、とても自然に仕上がります。

眉の太さには黄金比率があります。眉尻の太さを1とすると眉山の周辺を2、眉頭の太さを3にするとバランスのよい眉になります。

眉尻の長さは小鼻と目尻を結ぶラインの延長線を最長とすることで、年齢を重ねても目尻が下がることはないでしょう。

【眉の太さの黄金比】

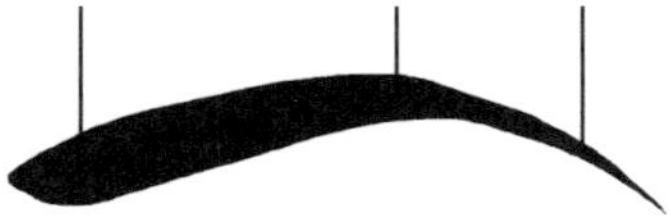

【眉の濃淡のバランス】

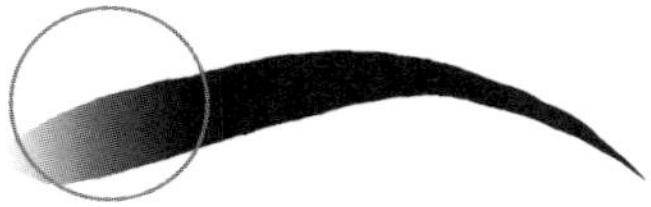

眉頭から1cmほどぼかして
眉頭から眉山へグラデーションに
するとナチュラルになる

4　メディカルアートメイクで描くアイライン

アイラインの効果は目をぱっちりと大きく見せることです。

まつ毛とまつ毛の間を埋めて、まつ毛が密にはえているように見せます。

まつ毛がたくさんあるように見えることで目の存在感が出て、ぼやけた目もとがはっきりとします。

目を大きく見せたいからと言って、太くしてしまうと表情が固定され、舞台役者の目張りのようになってしまいます。

あくまでも自然に見える程度に、入れることが大切です。

メディカルアートメイクは、2~3年で薄くなりますが、消えることはありません。

目尻より長くしたり、上に跳ね上げたりすると、年齢とともに上まぶたがたるんできたときに、目尻のラインが下がってしまいます。

目尻と同じ位置程度までナチュラルに入れて、足りないところは化粧で描き足すくらいがちょうどよいです。

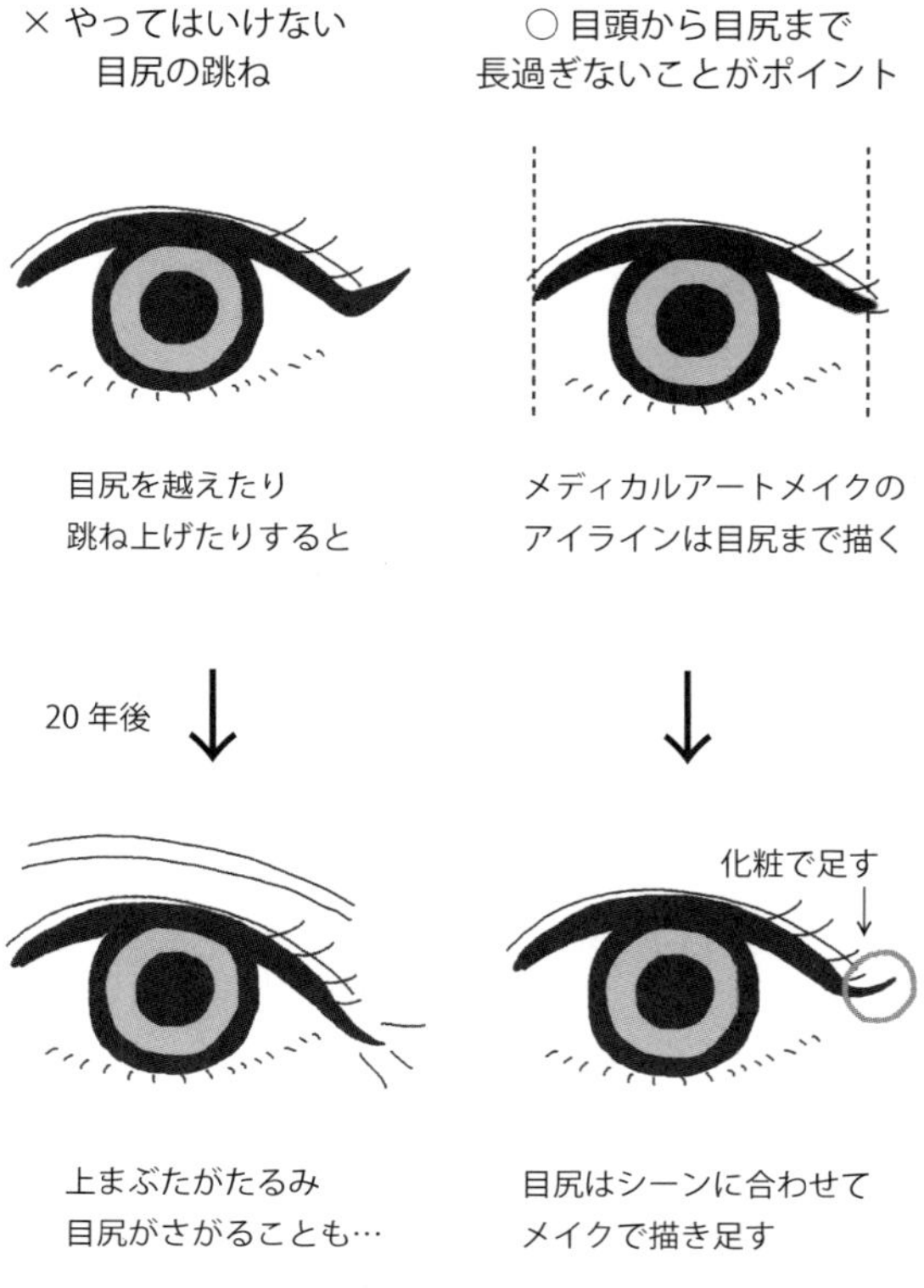
× やってはいけない
目尻の跳ね
○ 目頭から目尻まで
長過ぎないことがポイント
目尻を越えたり
跳ね上げたりすると
メディカルアートメイクの
アイラインは目尻まで描く
20 年後
化粧で足す
上まぶたがたるみ
目尻がさがることも…
目尻はシーンに合わせて
メイクで描き足す

5　メディカルアートメイクでつややかなリップライン

唇の色も年齢を重ねるにつれて薄くなり、輪郭がぼやけてしまいます。うっすらとほのかに色が入るだけで、若々しくイキイキと見えます。唇の色がくすんでいると、肌の色まで悪く見えてしまいます。肌の色やもともとの唇の色味をもとに自然な感じで表情が明るくなる色味を選んでメディカルアートメイクを施します。

また、唇が薄くて冷たい印象がするので、少しふっくらとボリュームを出したり、輪郭をくっきりとさせたりすると、顔全体が明るい印象になります。

口紅やリップペンシルで唇が荒れてしまいやすい人も、メディカルアートメイクを施すことで、施術後は透明のリップクリームだけできれいな唇が手に入ります。

あくまでも自然な感じに仕上がるように顔全体のバランスを見ながら施術します。

メディカルアートメイクで唇の形に手を加えるときは、正面からだけでなく、横からも確認しながら、立体的な視野を忘れずにしましょう。

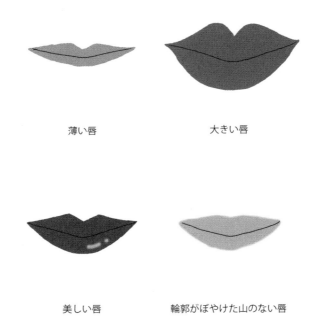

薄い唇

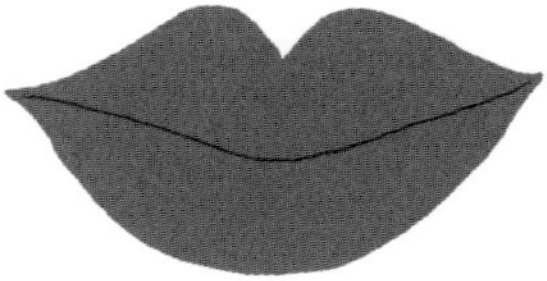

大きい唇

美しい唇

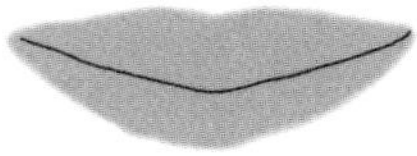

輪郭がぼやけた山のない唇

6　顔全体と眉のバランス

基本的な美しい眉は顔全体のバランスを見極め、眉頭、眉山、眉尻の３つのポイントを決めて形をつくります。

①　眉頭は、目頭から小鼻の脇を通る延長線上になります。

②　眉尻は、目尻から小鼻を結んだ線の延長線上になります。

③　眉山は、黒目の外側のあたり、眉頭から眉尻の3分の2くらいの位置になります。

メディカルアートメイクでナチュラルな基本のメイクを施したら、あなたの顔の特徴や個性をいかして、お化粧でアレンジ。

眉頭、眉山、眉尻のポイントで顔の印象が変わってきますので、化粧で書き足し、あなたのお気に入りをみつけてください。

一番大切なのは顔全体のバランスを見ること。

眉はきれいにできた！　と思っても、眉に気を取られすぎて、そこだけ手厚くなっていることもあります。鏡から少し離れて、顔全体を映してチェックしてみましょう。

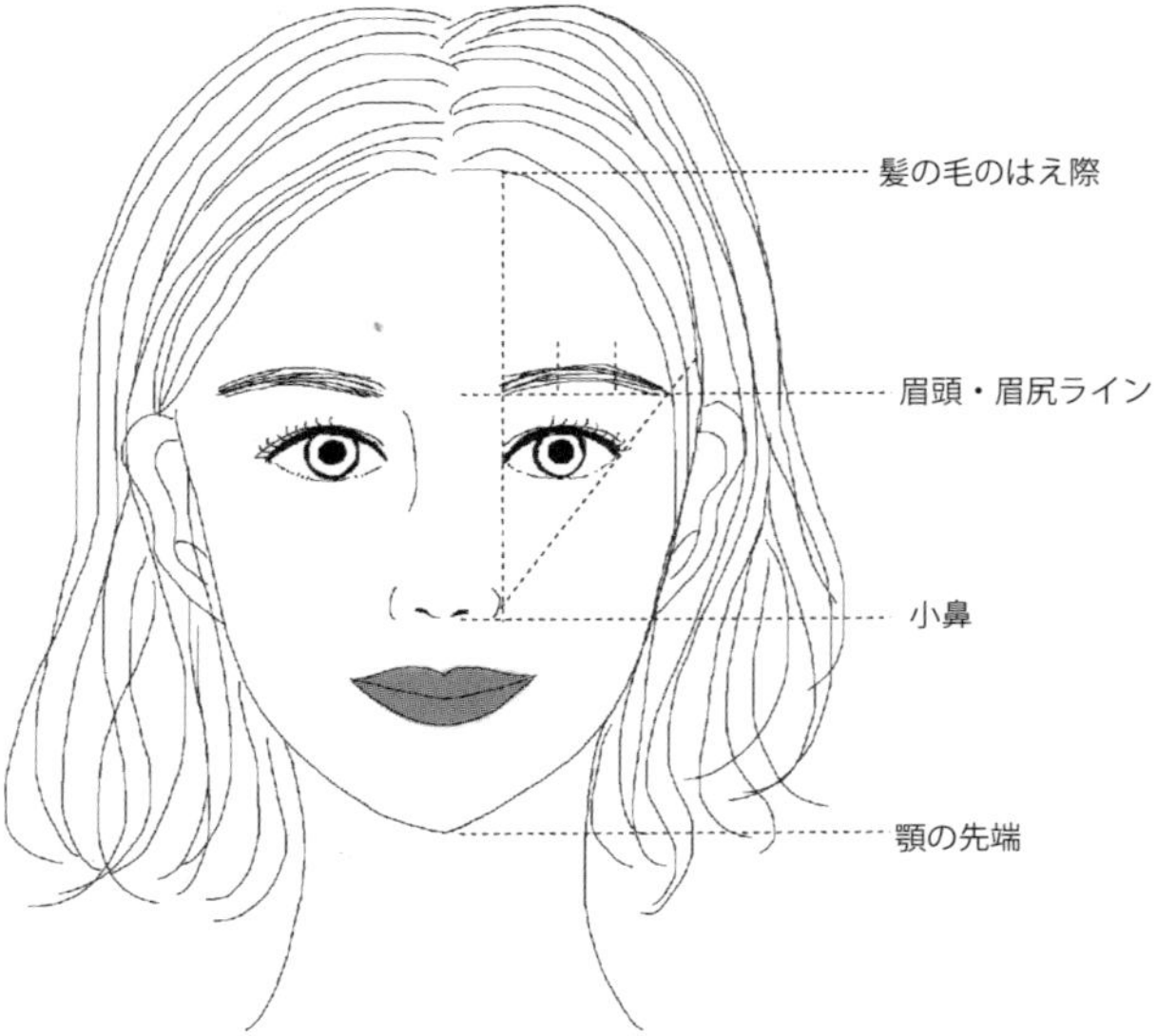

女性の顔全体のバランス

7　男性のメディカルアートメイク

男性は化粧をしないため、素顔そのもので勝負しなければなりません。

特に眉は、顔の印象を決めるポイントとなります。

手入れをしていないボサボサの眉は、だらしなく老けた印象になります。

また、手入れをしすぎて不自然な細い眉は、怖い印象を与えます。

最近では、男性専用の眉プレートも販売されるなど、男性も眉の手入れに関心のある人が増えてきました。

ところが、男性が自分自身で整えるのはなかなか難しく、思い通りの形になりません。メディカルアートメイクで基本の形をつくって、それに合わせてカットすればゲジゲジ眉毛もスッキリ。

薄い眉も少し色を足すことで、怖い顔が精悍な印象に変わります。

眉を整えると清潔感があり、顔全体の印象もアップ！

仕事でもプライベートでも好感度があがればいいですね。

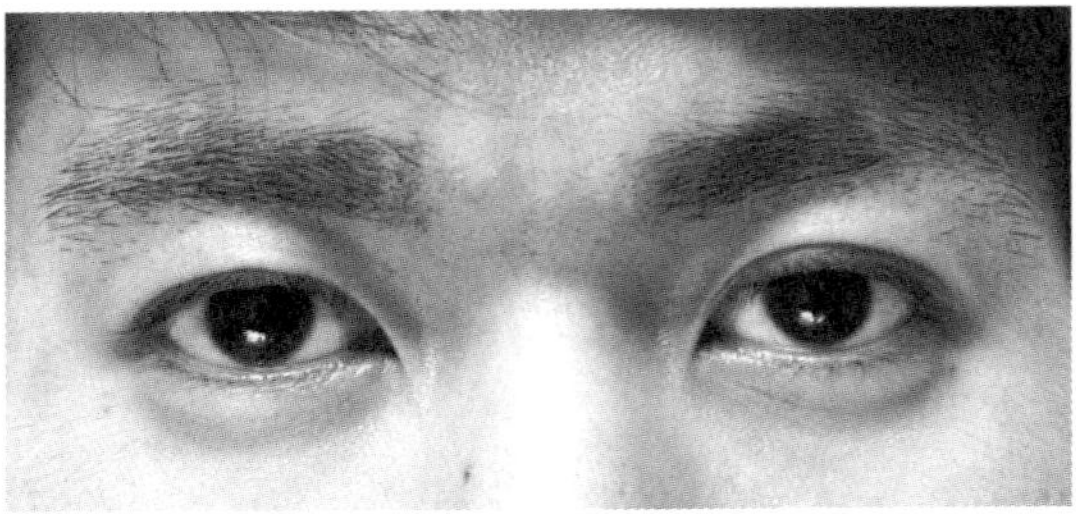

眉毛のはえ方にムラがあり、傷が目立つ

↓

くっきりとして傷痕目立たない眉

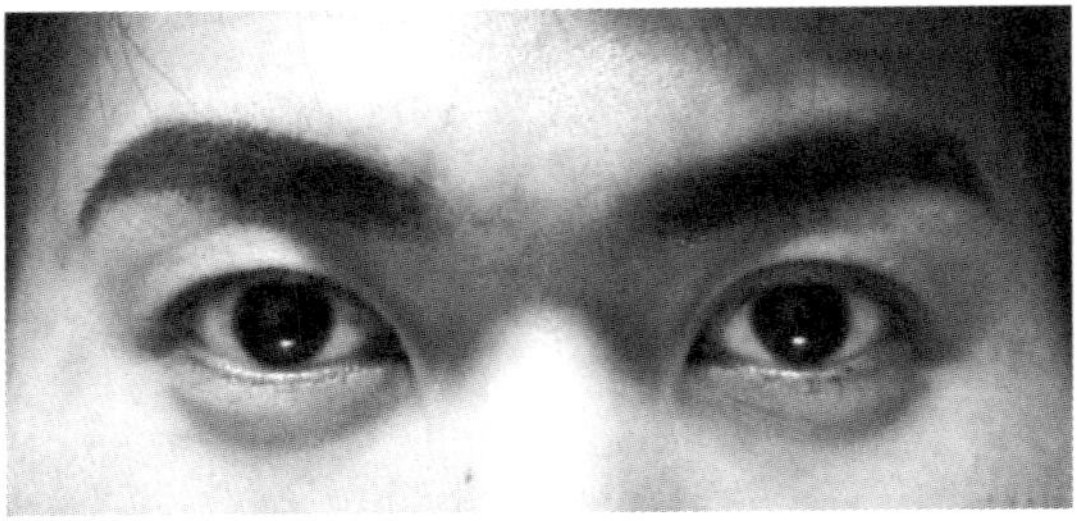

8　男性の眉のバランス

男性も女性と同じように顔全体における眉のバランスがあります。重要なのは、長さと形です。基本のポイントをしっかり押さえておきましょう。

① 眉頭は、目頭から小鼻の脇を通る位直に伸ばした線上になります。
② 眉尻は、小鼻と目尻を結んだ線の延長線上になります。
③ 眉山は、眉の長さを3等分した眉頭から3分の2の位置になります。

メディカルアートメイクを基本の眉の形として、そこからはみ出している眉毛を整えます。

眉毛の下の部分はカミソリでそり、上にはみ出している部分はハサミで切りそろえてください。

眉と眉の間に毛がはえている場合も、眉頭を削らないように注意して整えてください。この部分がすっきりしていると清潔なイメージになります。

ひげ剃りタイムに少しだけ時間を加えて、毎朝の習慣にしてみましょう。

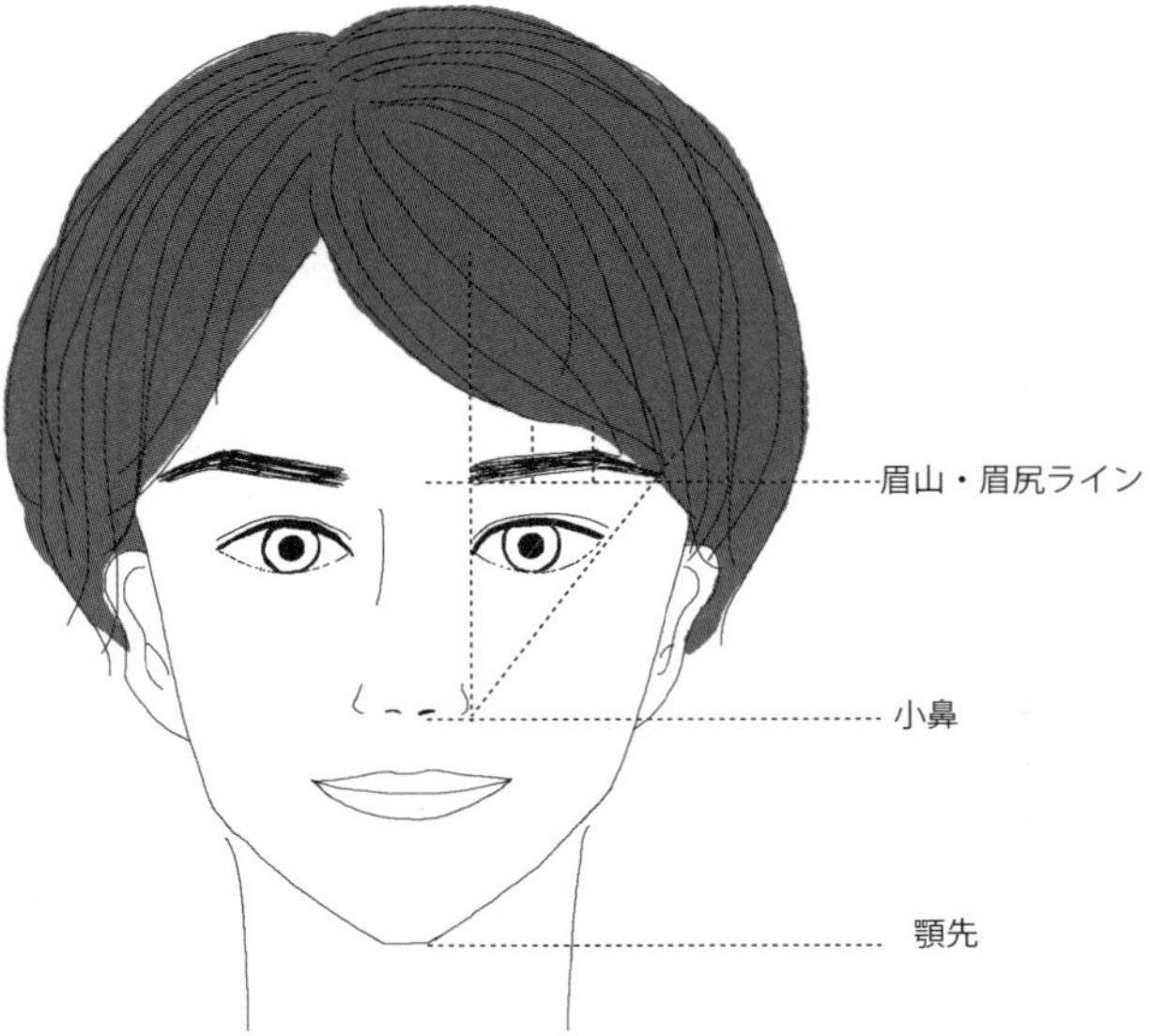

男性の顔全体のバランス

9　なりたい自分を演出するには

女性にとってメイクとは、日常の身だしなみだけではありません。

美しくイキイキと生きるためにかかせない演出なのです。

顔のコンプレックスをカバーして、笑顔で過ごすための自信の源とも言えます。

そのためにあれこれと工夫をしたり、雑誌の美容ページに釘付けになったり、情報収集にかける努力も惜しみません。

しかし、年齢とともに環境が変わり、仕事がハードになったり、子育てをしたり、毎日が時間との闘いです。

その中で美しさを保つために注目されたのがメディカルアートメイクです。

時代とともに女性の生活スタイルが変わり、時間の短縮や利便性を求めて、若い人から高齢の人まで年代を問わず人気があります。

ナチュラルメイクで心地よい毎日を過ごしたいですね。

また、なりたい自分を演出するときにも、メディカルアートメイクの自然な眉やアイラインのおかげで化粧も失敗することなくきれいにできます。

ファッション誌の憧れのモデルのメイクを参考にすることも楽しいですが、自分の個性を見極め、自分に合った化粧をすることが一番です。

それには客観的な視点も欠かせません。自分に似合うメイクがわからなければ、プロにゆだねるのがよいでしょう。

例えば、自分の好きなメイクが、自分に似合うメイクだとは限りません。

ピンク色がいくら好きでも、ピンク色が似合うとは限らないように。

自分の長所をアピールし、、短所を隠して、チャームポイントをつくり、あなたの魅力を最大限に引き出してみましょう。

あなた自身の個性を活かして、その時々のシーンに合わせて自分らしさを演出。

それには、顔だけでなく、服装やヘアスタイル、場所や目的も合わせて考えてみましょう。どんなときも全体のバランスと客観的な視点が大切なのです。

パーティーなどの席では、日常を離れ、少し冒険してみてもよいかもしれません。

いつもとは違うメイクや髪型、服装に挑戦してみましょう。

きっと新しい自分に出会えますよ。

☆ ちょっとブレイク ☆

【アートメイクは日本だけで通じる造語】

アメリカでメディカルタトゥ、またはパーマネントメイクと呼ばれています。

アートメイクというのは日本だけで通じる造語です。

アメリカでアートメイクというと、顔をキャンパスに見立て、芸術的に絵を描くことで、ファッションショーや舞台、カーニバルやイベントなどで施されています。

歌舞伎の独特の化粧法である隈取りは、アメリカ人からみるとアートメイクと言えるでしょう。

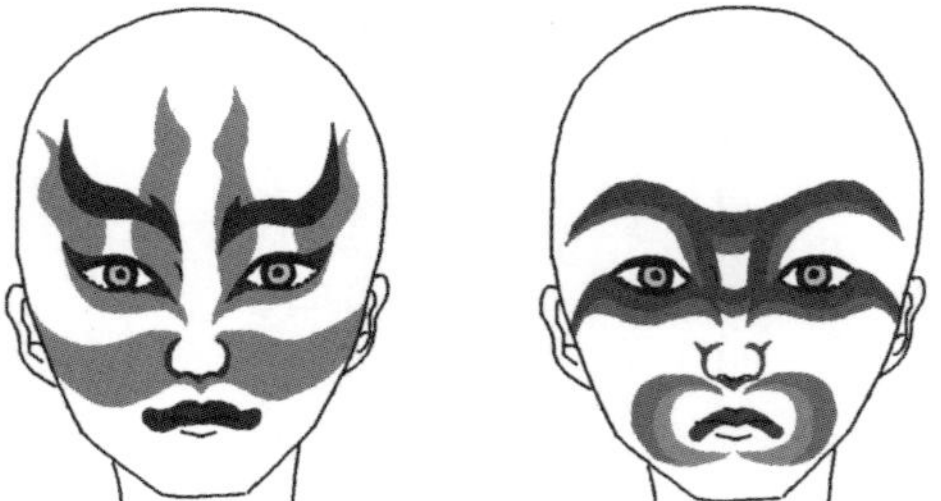

第4章　メディカルアートメイクで あなたの悩みを解決！

1　薄い眉にはメイク時間がかかる

10代の頃、少しでも大人っぽくみられたい、憧れのモデルやアーティストのような眉になりたいと毛抜きで眉毛を抜いていたら、いつの間にか眉の形が変わってしまった……というお悩みはよく耳にします。

また、生まれつき眉毛が薄く、なんとなく印象が薄くなってしまったり、年齢とともに眉がぼやけてきてしまったりすることもあります。

眉の形を左右同じように描くことはなかなか難しく、うまくいかないときには一日中ブルーな気持ちになってしまいます。

メディカルアートメイクで基本の眉の形を施術すれば、簡単に整えるだけであっという間にアイメイクの時間が短縮できます。

地震があったら困るから、寝るときも眉だけは描いてから寝るという声もよく聞きますが、メディカルアートメイクを施せば、もう大丈夫です。ノーメイクのときも自然な眉が常にあるので、安心してお休みになれます。

2　花粉症などで目の周りをこすってメイクが落ちてしまう

花粉の季節になると、マスクをしている人を多く見かけます。くしゃみだけにとどまらず、目にも刺激を受けて、涙がぽろぽろ。ハンカチで押さえたり、ついこすってしまったりして、目の周りが真っ赤に腫れてしまうこともあります。

また、アトピーやアレルギーでデリケートな目の周りの皮膚にかゆみがでて、無意識に目の周りをかいてしまうこともあります。

目の周りははれぼったくなり、化粧どころではありません。

皮膚に異常があるときにメディカルアートメイクを施すことはできませんが、肌の状態が整っているときに、丁寧に様子をみながら行うことはできます。

施術できるかどうかは、皮膚の状態やアレルギーの度合いにより個人差があります。きちんとカウンセリングを受けることも重要です。もし、肌に心配なことがあればパッチテスト（皮膚のアレルギー反応をみるために一部分を試すもの）をすることをおすすめします。

3　休日にフルメイクはしたくない

休日は、日頃の疲れを回復したくて一日中パジャマで過ごしたい！

残業が続いた休みの日、もうふらふらで何もしたくないと朝寝坊してベッドから出られずにいるときに限って、ピンポンと音がして、予期せぬ訪問者が現れます。ちょっと待って〜と心の中で叫びながら、鏡に向かい、慌ててアイメイクに取りかかることも、メディカルアートメイクさえしていれば、その必要もありません。

ちょっと散歩をしたり、近所のコンビニまで出かけたりするときも日焼け止め程度にうっすらとファンデーションを塗るナチュラルメイクだけで大丈夫だと思うと、休日らしいのんびりとした気分が味わえます。お肌の休息にもなりますね。

無意識のうちに、通勤するときのフルメイクは、仕事への戦闘モードのスイッチが入ってしまいます。

お化粧も何もしない気を緩める休日の時間を持つことで、リフレッシュすることができ、次の日からの仕事への意欲も変わります。

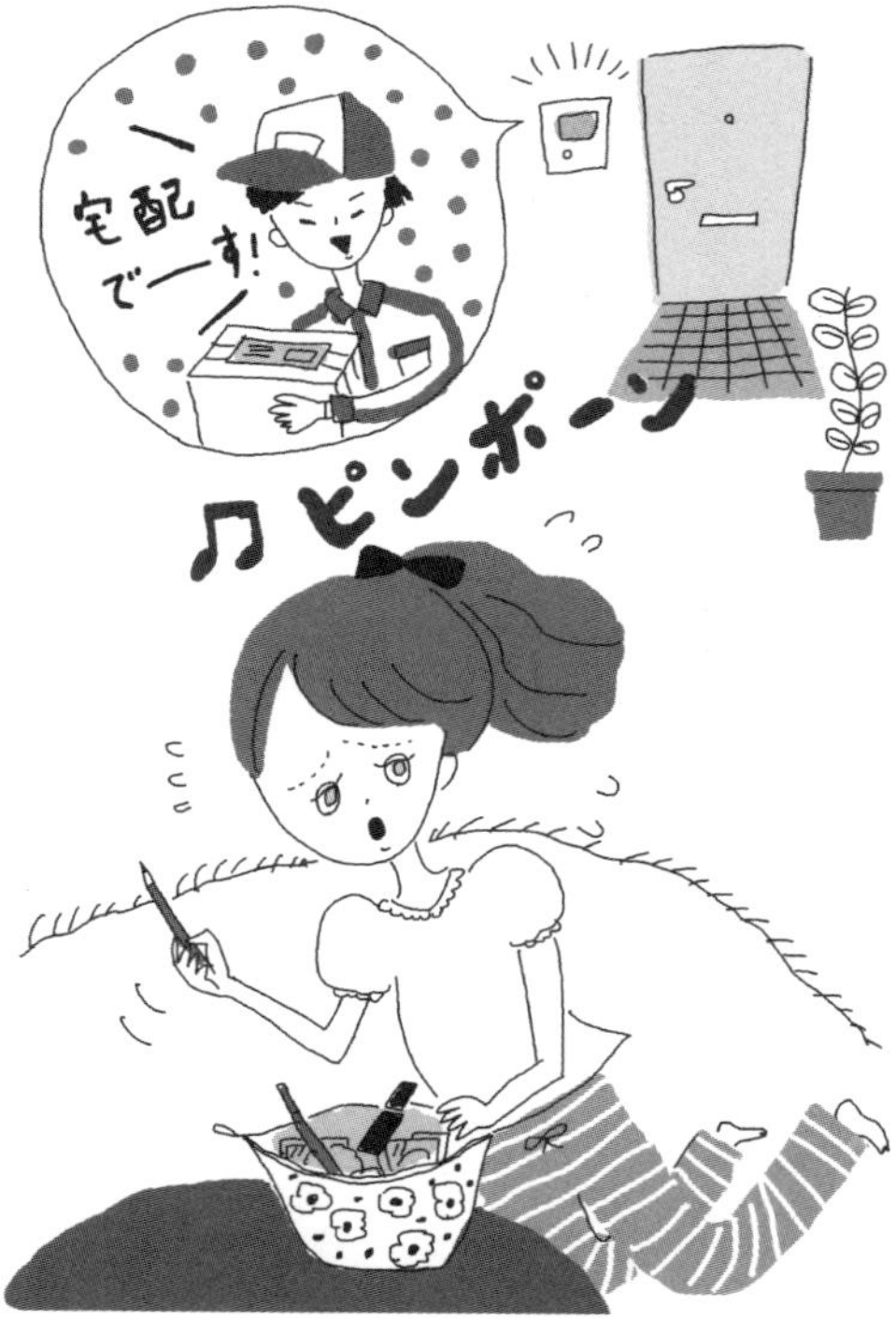

眉とアイラインだけは描かないと人前には顔を出せない……

4　スポーツジムに行きたいけれど化粧崩れが心配で…

メディカルアートメイクは、顔を洗っても落ちないメイクです。どんなに汗をかいても消えません。

ですから、スポーツジムで飛んだり跳ねたり、日常のランニングやマラソン大会に出場しても、化粧崩れを気にせずに思いっきり楽しめます。

汗がたくさん吹き出し、タオルで拭うと顔が変わってしまい、周りの人に驚かれてから、スポーツから遠ざかってしまったという人もいます。

また、泳ぐのは好きだけど、ノーメイクはいやだとプールを避けていた人も、メディカルアートメイクを施してから、積極的にスイミングに通い、運動不足が解消されています。趣味のダンスやホットヨガも、素顔になることが怖くありません。

好きなことに打ち込めれば、よりいきいきと輝けます。

体を動かせば、日頃のストレスもスッキリと解消できて、心地よい疲れが、質のよい睡眠に導き、肌の調子も快調です。

5　温泉に入った後は素顔でいたい

日頃の疲れをとるために長期の休みはとれないけれど、近場の温泉やスパランドを楽しみたい！

恋人や友人と出かけたのはよいけれど、素顔を見られるのはいくら気心の知れた相手でも気が引けます。湯上がりの心地よい気分のときに、鏡に向かってメイクするのはいや…でも、ノーメイクはもっと恥ずかしい…。

肌に残る温泉の香りを無視してせっせとアイブローペンシルを持って鏡に向かうことは、せっかくの温泉の余韻を断ち切るようでもったいない気がします。

メディカルアートメイクは温泉やサウナに入っても、眉やアイラインが消える心配がなく、素顔でもナチュラルメイクをしているように自然です。

質のよい温泉で肌も気持ちもリフレッシュさせてください。

湯上がり後はノーメイクのまま、たまには生ビールをぐいっと飲んだり、おいしい食事をいただいたり、恋人や友人とのおしゃべりを楽しみましょう。

6　入院などでメイクができない環境に

怪我や病気などで入院されたご経験はありますか。

そのときは突然やってきます。入院中はメイクをすることができません。理由があって入院しているわけですから、いつもより、顔色も優れません。眉も整えられず、鏡をみてますます気分が落ち込んでしまいます。友人に素顔を見られたくなくて、お見舞いを断ったり、周囲の人により心配をかけたり…。

この苦い経験をきっかけに、退院して体調が回復したらすぐにメディカルアートメイクに興味を持つ人もいます。

最近では出産時にビデオやカメラで撮影するため、妊活の前にメディカルアートメイクを希望される人も多いです。

出産という素晴らしい体験を両親や親戚に祝ってもらったり、子どもが大きくなったら見せたりとするはずが、素顔が気になりお蔵入り。

せっかく撮影した映像も一回もお披露目することができなかったので、二回目の出産までにメディカルアートメイクを施す人もいます。

大切な瞬間を少しでも美しくありたいという女心に寄り添って、メディカルアートメイクが活かされれば、いつまでも色あせない思い出が残ります。

どんな環境にいようとも、鏡の中の自分の笑顔をみることができれば、こころも和みます。

メディカルアートメイクは、いつどんなときでも自分の素顔に自信の持てる表情をつくり出してくれます。

そして、あなたの笑顔が周りの人をしあわせにしてくれます。

しあわせを感じることで、毎日が楽しくいきいきと過ごせ、いつの間にか病も、育児の疲れも消えてしまえば、こんなに嬉しいことはありません。

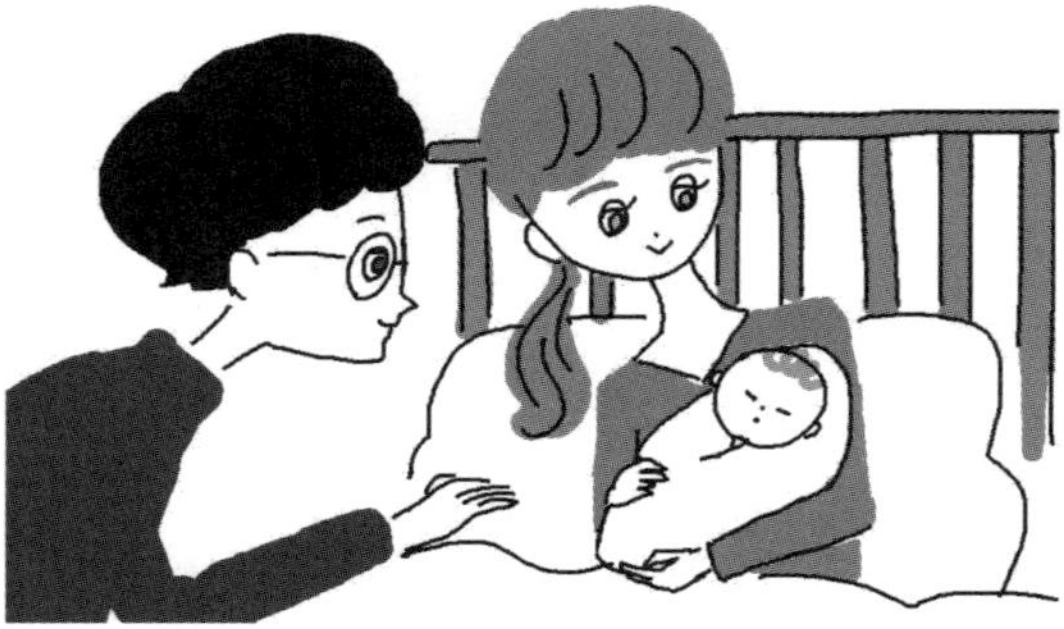

7　子育てで時間がない

私は一児の母で、子育てと仕事と家庭の両立に毎日忙しい日々を過ごしています。朝の時間は特に大変で、朝ご飯から出かける準備まで、自分のことは常に後回し。主人を送り出し、子どもの支度をしていると、ミルクをひっくり返したり、せっかく着替えた洋服を汚したりと予期せぬことも次々と起ります。

ついイライラして、子どもに当たってしまうこともあります。

出かける時間になり、電車に飛び乗り、ふと窓に映った自分の顔をみると、もう、悲しくなるという経験は子育て中のママなら必ずあるはず。

子育て中は、忙しくて当たり前ですが、自分を大切にすることも忘れないでくださいね。子どもの笑顔がママの宝物であるのと同じように、ママの笑顔が家族にとっては一番のしあわせです。

朝の自分にかける時間を少しでも短縮するためにメディカルアートメイクを施しているママもいます。ご主人やお子さんにとってきれいなママは何よりの自慢です。

8　病気や怪我で眉にトラブルがある

子どもの頃に転んだときにできた切り傷が眉に差し掛かっていて、眉がうまく描けないというお悩みもあります。

傷痕などの状態等により個人差はありますが、こんなトラブルもメディカルアートメイクで解決することができます。

途切れた眉の部分を丁寧にカバーして、傷痕を染色します。まるで、そこに眉毛がはえているかのように自然な眉の形をつくります。

そうすれば、傷痕のせいで左右のバランスが悪かった眉が、均整のとれた美しい眉になります。

いびつな表情も安定し、表情が豊かになり、相手に伝わりやすくなります。

ほんの少しの違いかもしれませんが、そのことが気になって、なかなか相手の目を見て話すことができず、人見知りだと思われていた性格も、コンプレックスがなくなり、明るく積極的になれた人もいます。

9　視力が下がり、老眼でみえなくなった

メディカルアートメイクで眉を施術される人の年代は幅広く20代～80代までいらっしゃいます。

その中でも老眼で視力が悪くなったからという理由で眉がうまくできずに困っているという人もたくさんいます。

鏡の中の自分の顔がぼやけてしまったり、うまく焦点が合わずに、きちんと化粧をしているつもりでも、眉が福笑いのようにズレてしまったり…。外出してから、鏡に映った自分の姿に気づいてハッとしたという話もよくあります。

年を重ねるにつれて、いろんな悩みが出てきますが、眉が自然で美しいと、いきいきとした表情で若々しく過ごすことができます。

年配の人々がメディカルアートメイクをすることによって、外出することが楽しなったり、おしゃれをしたりするきっかけになるとよいですね。

娘にほめられたと、ニコニコしながら喜んで報告してくれる人もいます。

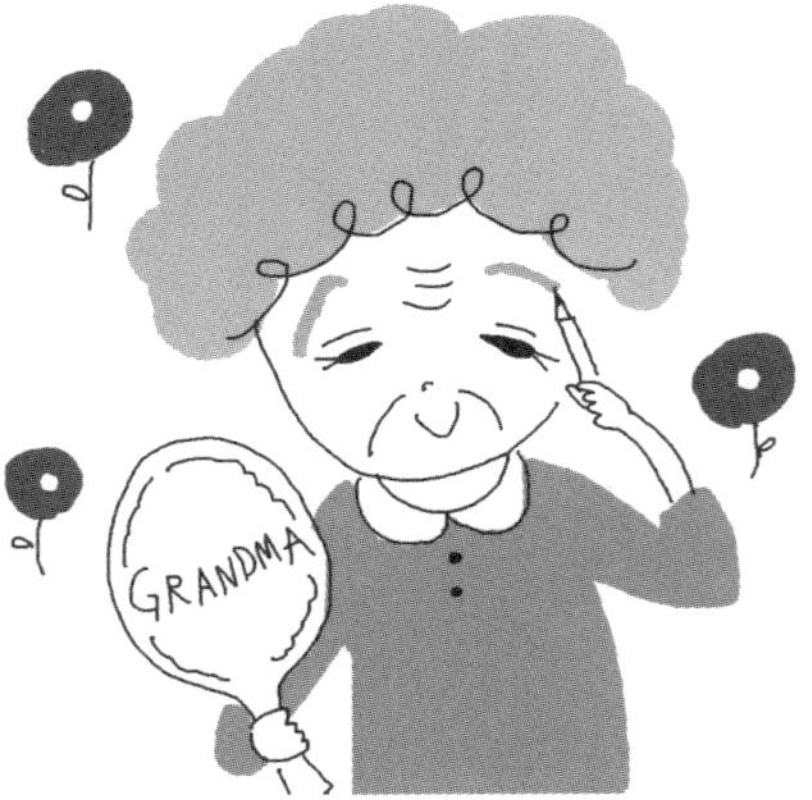

きれいに描いてるつもりが
目が悪くなり、ズレていても
気がつかない……

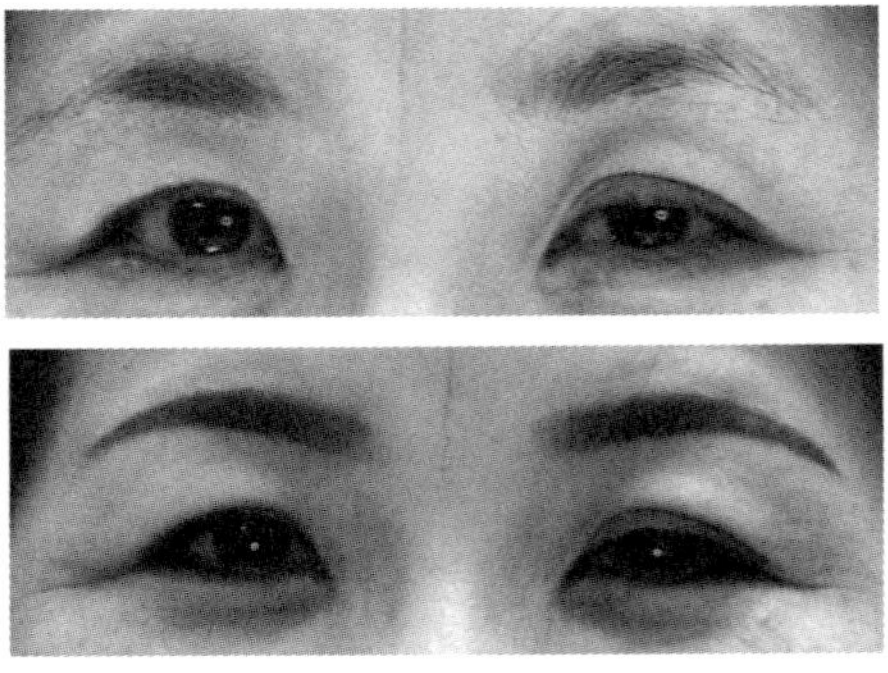

50代以上の女性は老眼による視力の衰えのために、眉がうまく描けないが、施術後は素顔でも自然な眉に

10　ものもらいなどの痕にまつ毛がはえてこない

目の縁にできたものもらいの痕があり、まつ毛がはえていないため、目の輪郭がぼやけていびつな形に見えることがあります。

まばらにはえているまつ毛の目の縁もメディカルアートメイクでその隙間を埋め、目の輪郭をはっきりとさせることができます。

自分でアイラインを入れようとすると、描くのに時間がかかったり、そこだけすぐにとれてしまったりします。

アイラインでクールな瞳を演出したかったのに、ゴテゴテしたパンダ目になって、鏡の前で思わず絶句してしまうことはありませんか。

あぁ！　デートの時間に間に合わないじゃないと一人でイライラ。

でも、メディカルアートメイクのアイラインですっきりとした美しい目もとになれば、ものもらいの痕を気にせずにイライラも解消できます。

毎朝、鏡を見るたびに気になっていた目の周りのストレスから開放されます。

11　彼氏の眉が気になる

「優しくてとってもいい人なのですが、残業を押し付けられたり、雑用を頼まれたりして、損することが多い気がするのです」と結婚を迷っている彼女に連れられて来た男性は、見るからにお人好しといった雰囲気が顔に表れていました。

眉尻が下がり、とても優しそうなのですが、気が弱そうで何を頼んでも断れないという感じがします。そこでキリリとした印象がする眉毛の形を提案させていただきました。もともと眉が濃くてはっきりしていたので、形を変えるだけで顔の印象が随分変わります。

メディカルアートメイクを施し、その原型に合わせて眉をカットするだけなので、男の人でも毎日のひげ剃りのついでに簡単に整えることができます。

その後、彼の周りでは、「お人好し」から「頼りになる人」という印象を持つ人が増え、彼自身の意識も徐々に変わっていったそうです。

プロポーズもうまくいきそうな予感がします。

12　素顔で勝負！　男性の眉毛

彼女に促されて来院される人もいますが、自ら相談にくる人も少なくありません。

男性は化粧をしない分、眉毛が顔の印象を支配すると言っても大げさではないくらい重要です。

眉が薄くて印象に残らず、なかなか顔を覚えてもらえないという営業職の人は、表情が乏しく見えてしまうということに悩んでいました。

また、反対に剛毛で眉の形が悪く、相手が威圧的に感じて怖がられてしまうという人もいます。

眉の毛の流れが一方向ではなく、ボサボサで、野暮ったくみえてスタイリッシュな服を着ても似合わず、がっかり。

脂性で眉毛がべたつき、ギラギラした印象があり、女性から敬遠されてしまう…。

眉の悩みは女性と同じようにたくさんあります。

メディカルアートメイクで眉を施せば、男性の眉の悩みも解決できます。

人相学を意識して、眉毛の形で仕事運を上げたいという人もいます。

眉毛の形が変われば第一印象が変わり、人と接しやすくなります。表情が豊かになり、自分自身の心の持ち方が変わるのでしょう。

仕事に自信が持てるようになった、モテ期が来たなどと嬉しい声も届きます。

☆ ちょっとブレイク ☆

【眉にまつわる人相学】


眉をみるだけで性格がわかる！

あなたはどのタイプ？

太眉
精力的で行動力がある
情に厚い

細眉
几帳面で真面目
繊細な心の持ち主

眉間が広い
穏やかでのんびり
周囲に人が集まる

眉間が狭い
情が深い
人のために尽くす

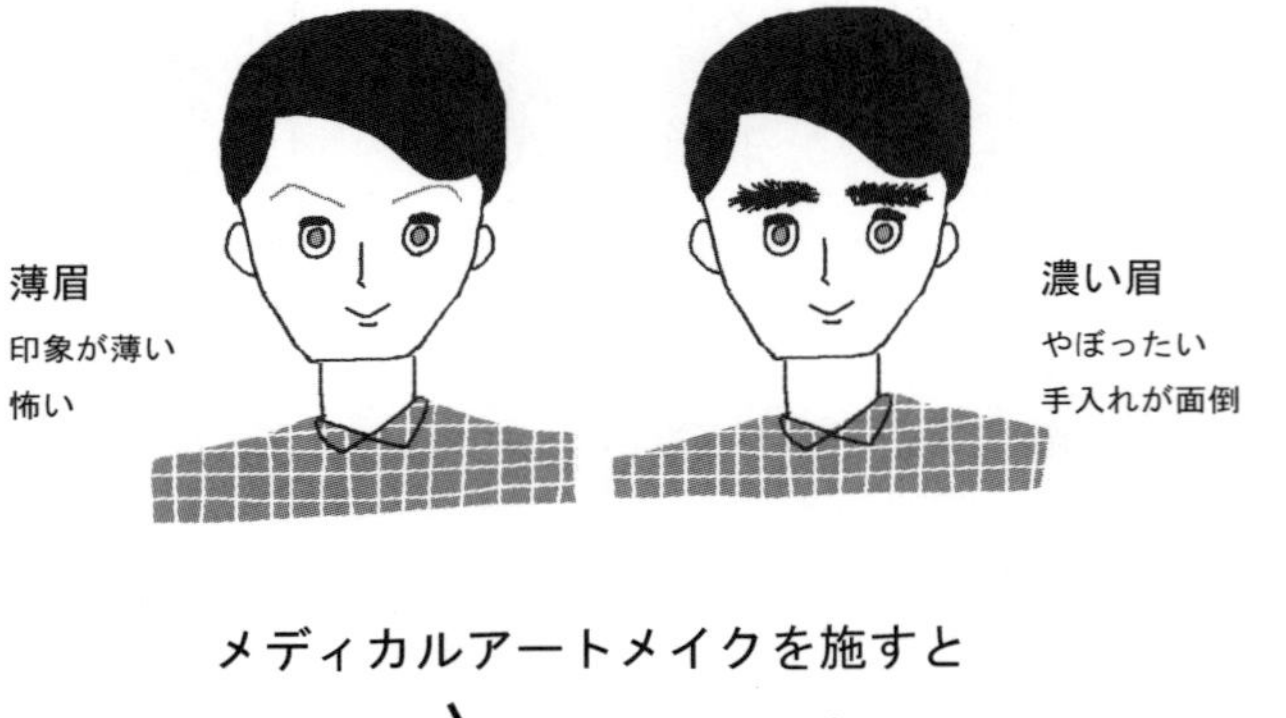
薄眉
印象が薄い
怖い
濃い眉
やぼったい
手入れが面倒
メディカルアートメイクを施すと
好感度アップ
誰からも好かれる
話しやすい
頼りになる
かっこいい

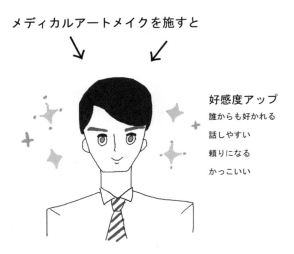

第5章　メディカルアートメイクにトライする

1　クリニックを決める

まず、メディカルアートメイクを施術している医療機関を探しましょう。

メディカルアートメイクは医療行為ですので、医師がいるクリニックで、医師または医師の指示のもと、看護師が施術しなければなりません。この点は必ず確認してください。

次に、ホームページなどでクリニックのことをよく調べて、自分に合った施術と仕上げができるかどうかを確認します。

メディカルアートメイクは1回では色が定着しません。

クリニックでは通常2~3回の施術を行います。

私のクリニックでは期間を空けて3回に分けて施術しています。

長年の経験から、3回に分けて染色することでダウンタイム（皮膚が剥けるまで濃い色のこと）を避け、最もきれいになるからです。

何度か通うことになるので、クリニックの場所や診療時間を知ることも大切です。

住まいや職場の近くに気に入ったクリニックがあればよいのですが、それよりも、自分に合ったクリニックを優先する人もいます。私のクリニックには、飛行機に乗って遠方から来てくださる人もいます。

あなたの目でしっかりと、信頼のおけるクリニックを探してみてください。

大切な自分の顔をお任せするのですから慎重に選ぶことは当然です。

安いからといって価格で選ぶことは避けたほうがよいでしょう。

医療機関での施術ですので、それなりの費用がかかるのは当然のことだとご理解ください。

メディカルアートメイクは自由診療となりますので、各医療機関で価格は異なります。

多くのクリニックでは、施術例などが掲載されていますので、よくご覧ください。

また、クリニックの方針や環境にも目を配る必要があります。

2 カウンセリング

クリニックでは、予約制のところがほとんどです。今では施術を希望される人がふえていますので、人気のあるクリニックではなかなか予約がとれません。予定を立てる前に、ホームページや電話で確認しましょう。

クリニックを訪れると、まず、始めにカウンセリングを受けます。クリニックによって方針が違います。ここではしっかりと、施術方法や注意点などを聞いておく必要があります。不安なことがあれば、きちんと質問して納得してから施術を受けてください。カウンセリングであいまいな部分を残してはいけません。

メディカルアートメイクは洗っても落ちないメイクです。一度施術すると、2～3年程度で薄くはなりますが、消えてなくなることはありません。それが魅力でもありますが、時には取り返しのつかないことにもなりかねません。

カウンセリングの当日までに、質問事項をメモするなど準備を整え、安心して施術できるように心がけましょう。

ホームページや電話で予約、クリニックを訪れ受付をします

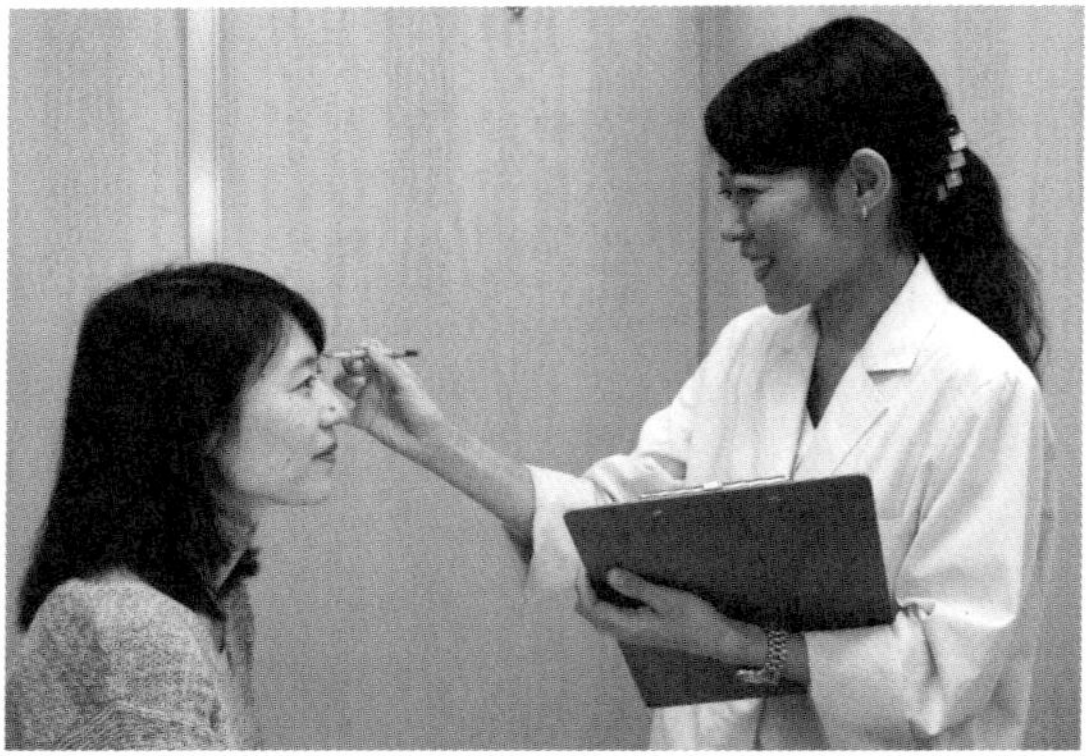

まずはカウンセリングを受けます

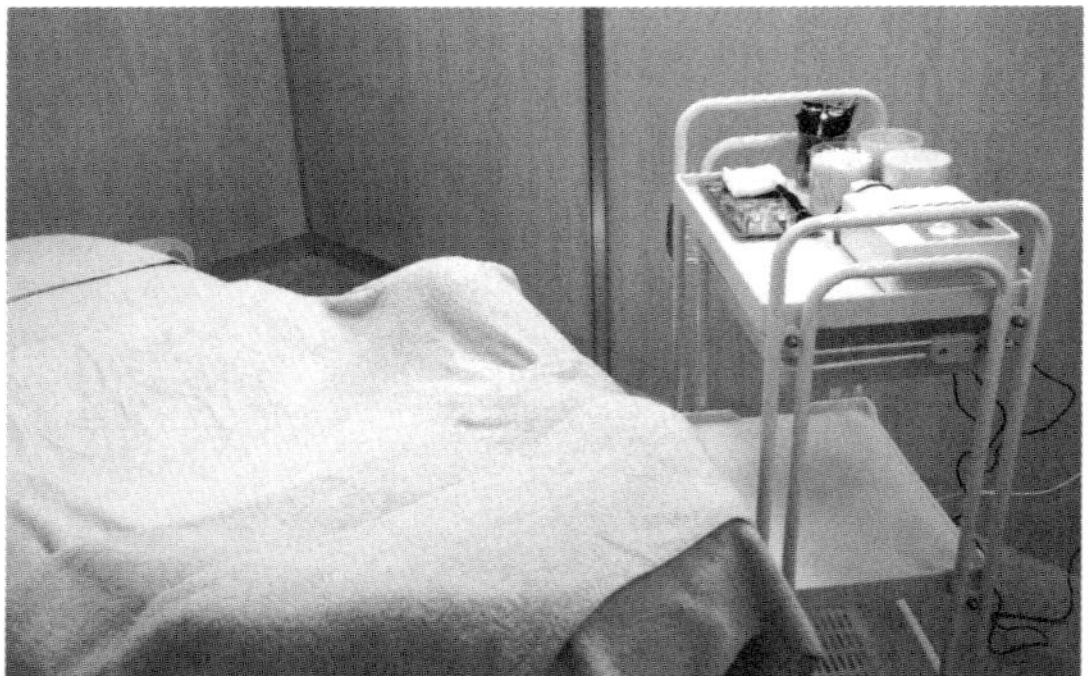

施術はベッドに横になって受けます

3　知っておきたいメディカルアートメイクのメリット・デメリット

メディカルアートメイクを施術する際には必ずメリットとデメリットを確認し、医療機関で医師または看護師とよく相談の上、納得して行ってください。

【メリット】

・洗ってもメイクが落ちない
・メイク時間が大幅に短縮された
・ノーメイクでも自信が持てるようになった
・安定した形を維持できる
・汗や皮脂でとれる心配がない
・温泉やプールにも入れる

【デメリット】

・施術は1回限りではなく、２～３回行う
・入れ墨とは違い、肌の代謝によって薄くなる
・薄くなっても消えることはない
・デザインを変更するのが難しい
・施術中の痛みを感じる場合がある（個人差がある）
・アイラインは施術後、腫れが見られる場合がある（通常は１～２日で腫れは治まる）

アレルギー体質や皮膚の弱い方は、必ず事前のカウンセリングの際に相談する必要があります。

施術時に、他の治療で病院に通っていたり、妊娠中や授乳中の方は主治医の許可を取り、そのことを施術者にも伝えてください。

目または目の周りの手術をしたことがある場合も、必ず申し出るようにしましょう。

施術前のカウンセリングで丁寧なやり取りをすることで、デメリットを抑えることができます。

4　眉のデザインメイク

デザインを決めるポイントは、骨格に合わせてその人の個性を活かし、顔全体のバランスや、眉毛の色や量に合わせて自然な形をつくることです。

もちろん、仕上がりのイメージの希望も大切です。ただ、自分の好きな眉と、似合う眉は違うこともあります。流行を追って、憧れのアーティストと同じような眉を希望しても、顔のつくりも骨格も違うのに、眉だけ同じでは似合うはずがありません。あくまでも自分の魅力が引き出せることが重要です。自分の希望もきちんと伝えた上で、経験のある施術者の声にも耳を傾け、冷静な判断をおすすめします。

私は、左右違う眉デザインを描き、本人が鏡を見た上でどちらにするのかを選択し、さらに本人の希望を聞いて、足したり削ったりしながら違和感がでないようにつくっていきます。正面からだけでなく、いろいろな角度から見てチェックします。施術者によってやり方や考え方が違いますので、不安なことがあればその場で解決しましょう。眉デザインは、施術をする人と受ける人が一緒に眉をつくる重要な作業です。

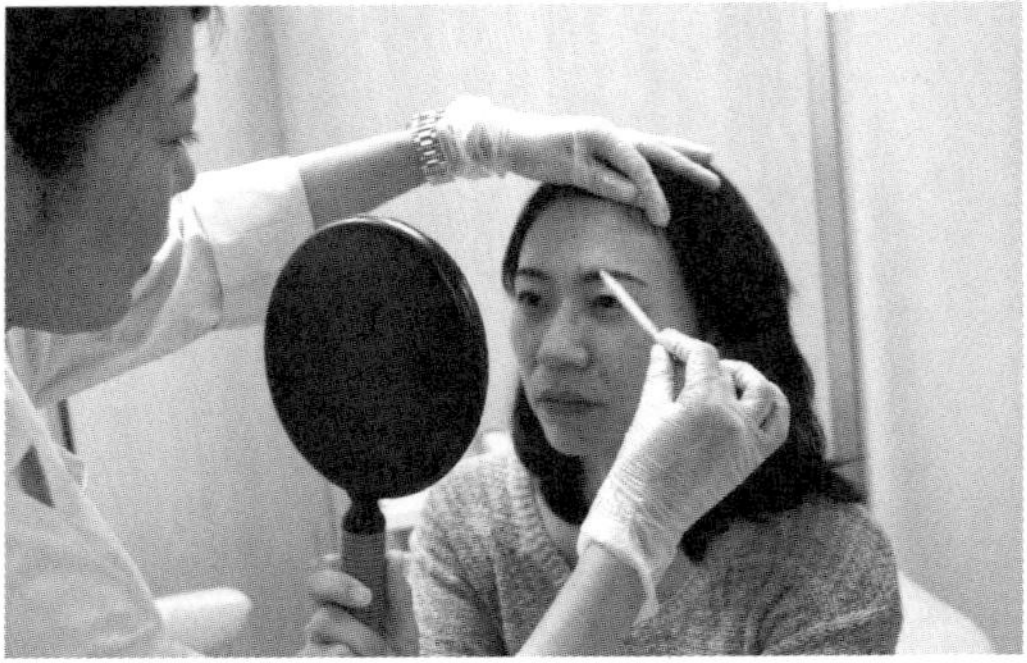

左右違うデザインの眉を描いて選びます

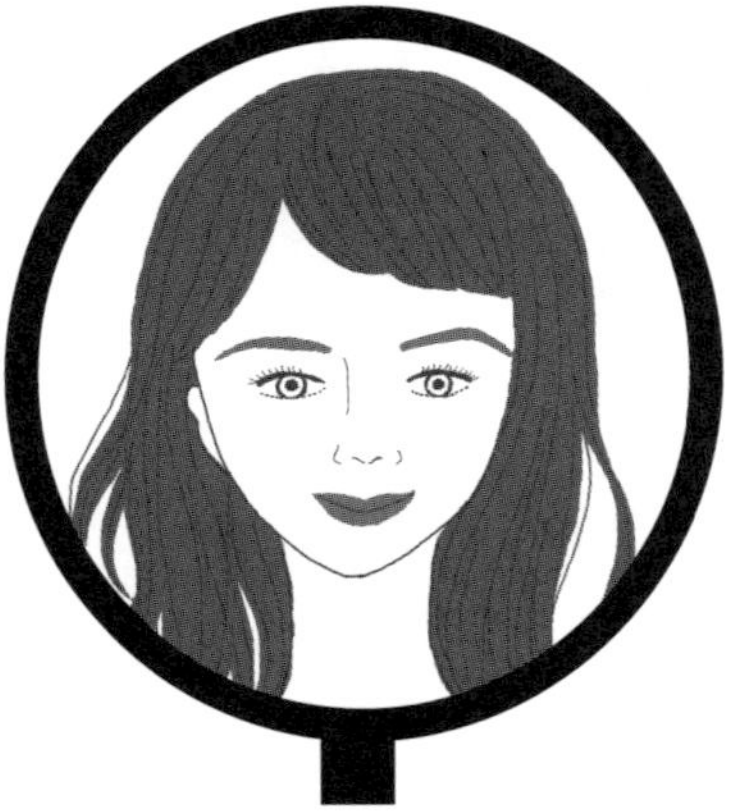

5　パッチテスト

肌が弱くて心配な方のためにパッチテストを行うこともあります。

化粧品や毛染めクリームなどでかぶれたことのある方は、施術者に必ず申し出てください。

パッチテストをするときには、頭皮の中の外から見えない部分（ちょうど耳の後ろ当たりに5ミリ四方程度）数針施術します。48時間経って、特に異常がなければ施術可能です。

皮膚が弱いからできないかもしれないと始めからあきらめてしまったり、かぶれたことを伝えるとメディカルアートメイクができないかもしれないと悲観的にならずに、心配な人はパッチテストを行い、安心して施術が受けられるように不安を取り除きましょう。

美しくなるために施すメディカルアートメイクがお肌のトラブルになっては意味がありません。充分な睡眠をとり、施術日に合わせて体調管理にも気をつけたいですね。

6　麻酔クリームで痛みを軽減

眉の場合、女性ですとほとんどの方は麻酔をすることはありません。施術は専用の針を使って、肌をチクチクと刺して色素を入れますが、痛みは毛抜きでむだ毛を抜く程度です。

女性は痛みに比較的強いといわれていますが、個人差があり、場合によっては麻酔をします。男性はあまり体験したことのない痛みのため、痛みを感じやすい方が多く、麻酔を希望される場合があります。

針を使い、麻酔をするということは医療行為ですので、医療機関で行ってください。

アイラインを入れる場合は、まつ毛の隙間に針を入れますので、目をつむってまぶたに麻酔クリーム（塗布麻酔）を使用します。

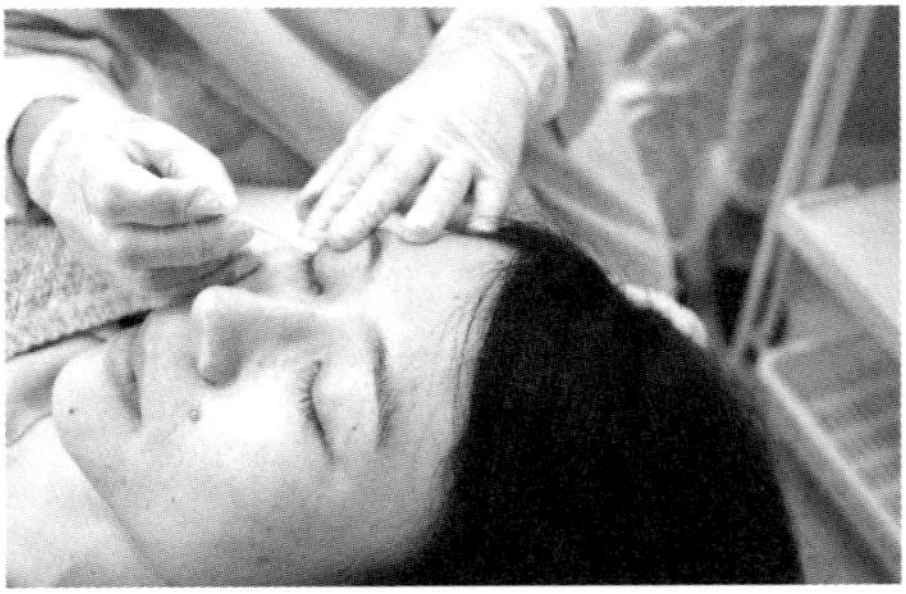

7　施術スタート

【眉】

準備が整いましたら、いよいよ施術のスタートです。

デザインに沿って針を使いながら色素を入れていきます。チクチクとひと針ずつ、丁寧に針を刺していきます。私は、眉は手で専用の針を用いて施術します。

片方の眉の施術が終わったら、本人が鏡でチェックして、実際の施術後の状態を確認します。チクチクとした痛みを感じますが、ほとんどの人が耐えられる程度のものです。

施術に使う肌に触れる器具は全て使い捨てで、徹底的な衛生管理を行います。

専用の針はＨＩＶやB型肝炎などの原因になるため注意が必要です。

施術は部分にもよりますが、カウンセリングを含め、60～90分ほどを目安に考えるとよいでしょう。メディカルアートメイクは1回では色が定着しませんので、皮膚が回復する2週間以降、時期を空け、３回に分けて行います。

【色素の沈着例】

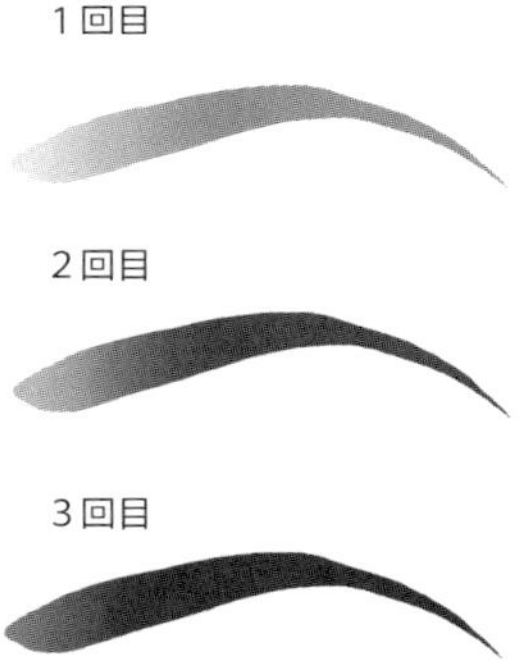

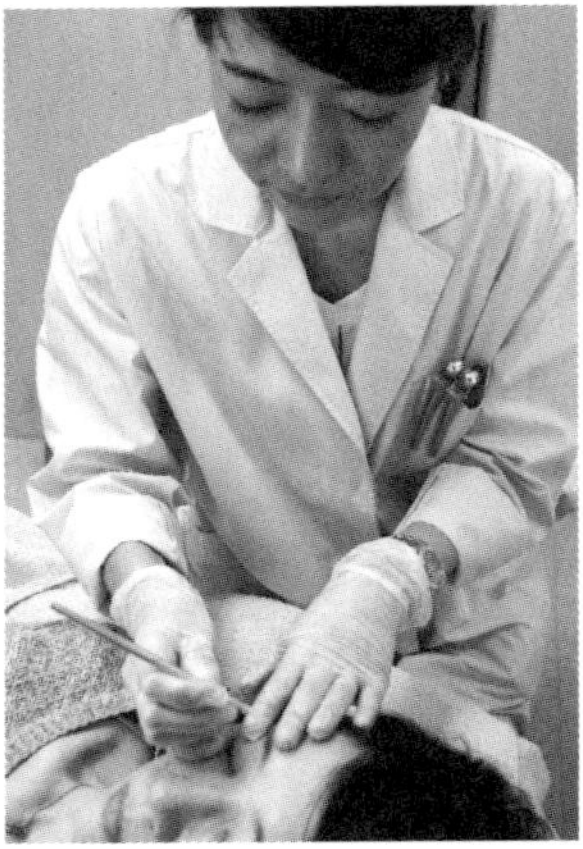

もしあなたが予防接種を受けるのに
医療機関以外で受けますか？

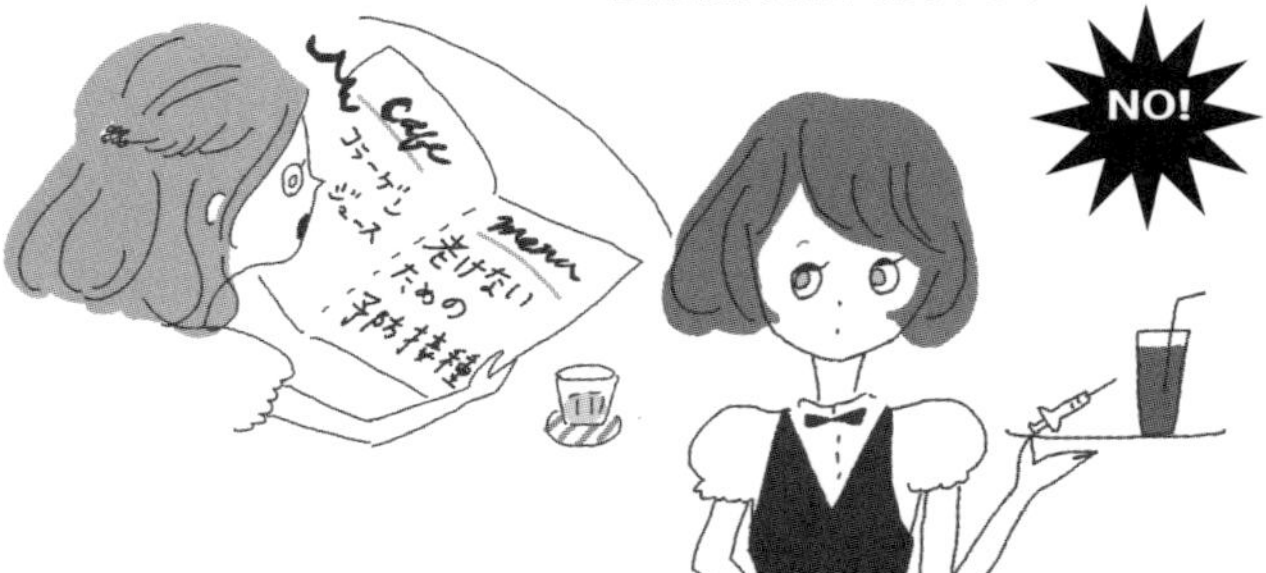

【アイライン】

アイラインはデリケートな粘膜に近い位置に施術しますので、麻酔クリームを使って痛みをコントロールすることができます。

繊細な線を入れていきますので、それに適したメディカルアートメイク専用の器機を使います。

目をつむった状態でまつげの間を埋めるように丁寧に施術します。

アイラインを太く入れたり、目尻をはね上げたりすると、流行や年齢とともにしわやたるみによる変化が出たときに違和感が出ますので、あくまでもまつ毛の幅程度に自然な感じで入れることをおすすめします。

皮膚の柔らかい部分に施術しますので、施術後、個人差はありますが、泣いたときのような腫れ方をします。目がうっすらと赤くなることもあります。

眼瞼下垂や二重の手術をしている場合は、3～4日腫れたという人もいます。

施術後の腫れや赤みは、1～2日で治ります。(個人差があります)

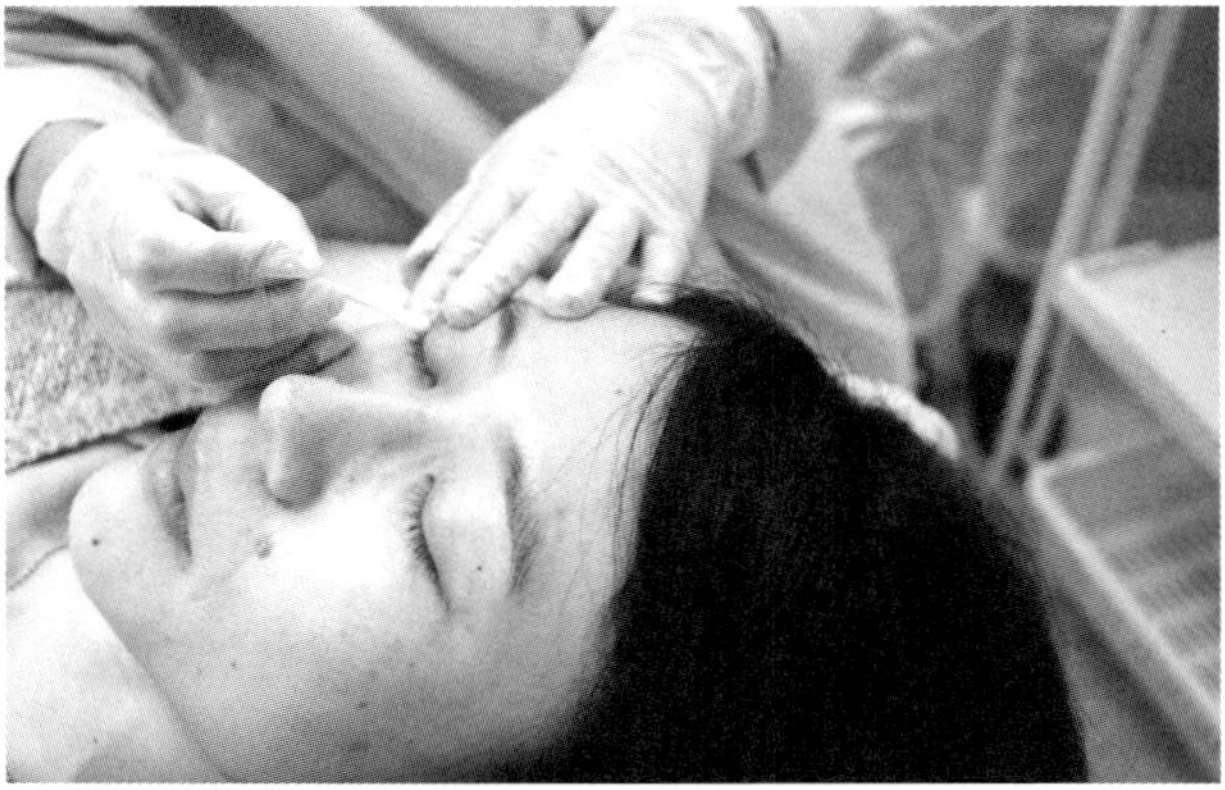

アイラインの施術は目の縁に麻酔をします

少し時間を置いてから施術スタート

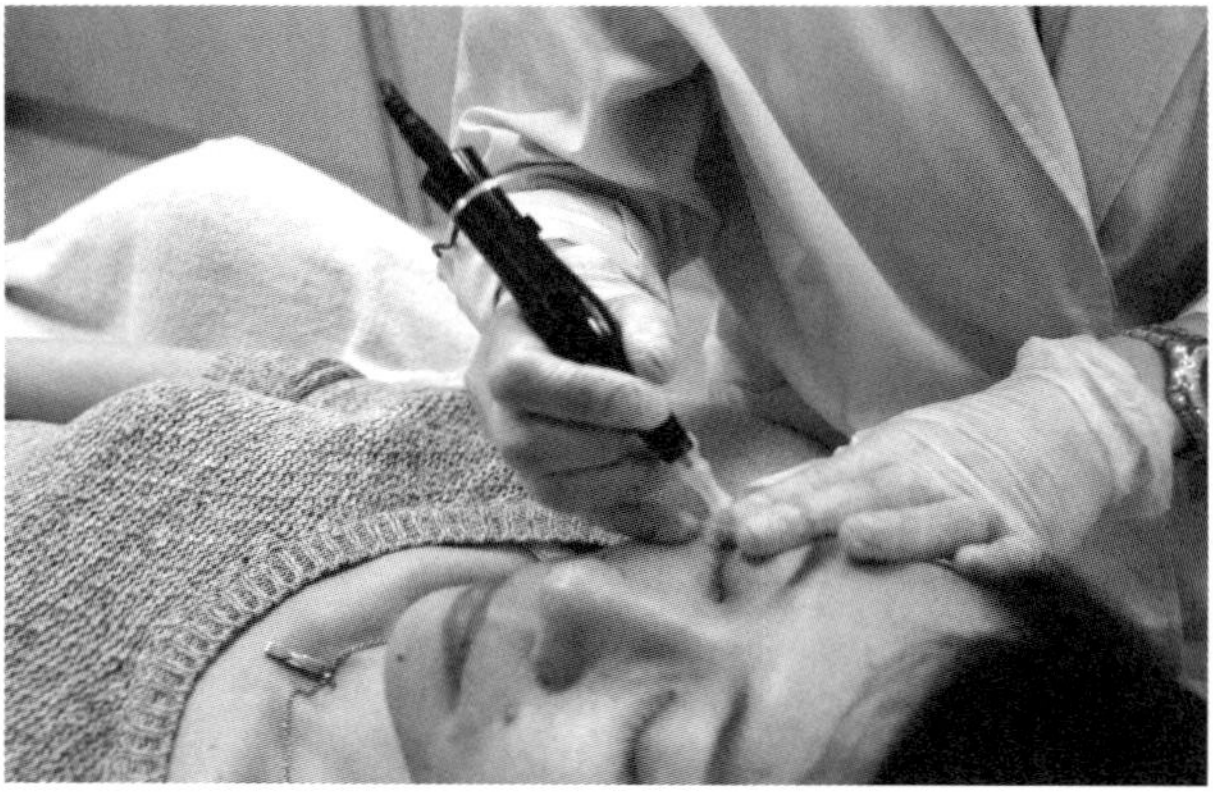

施術前

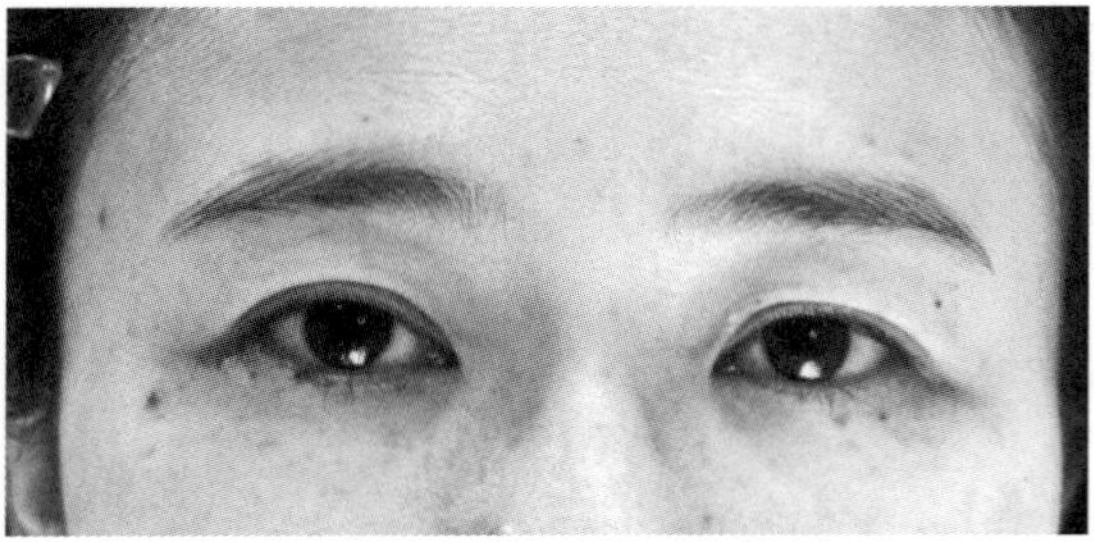

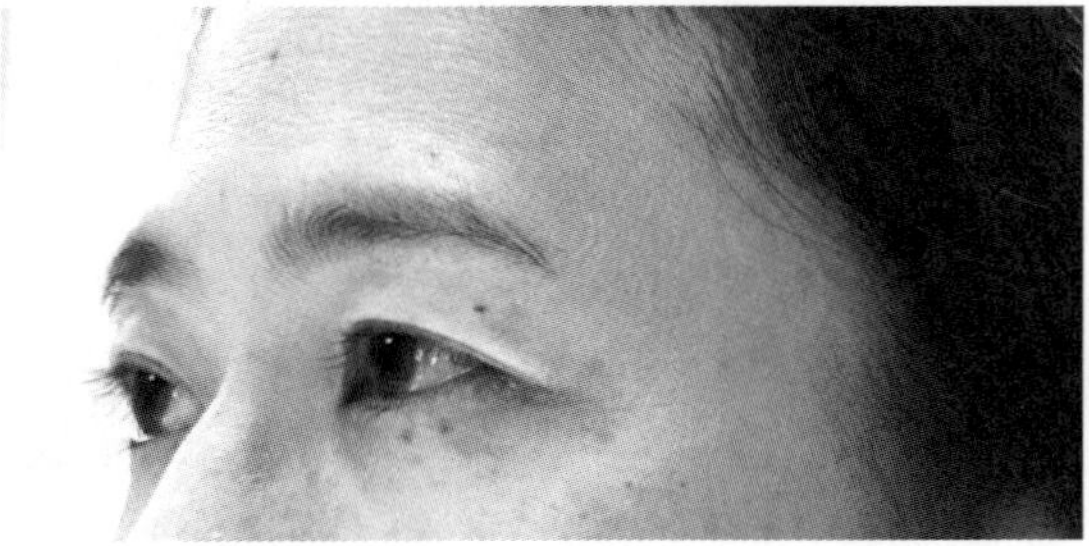

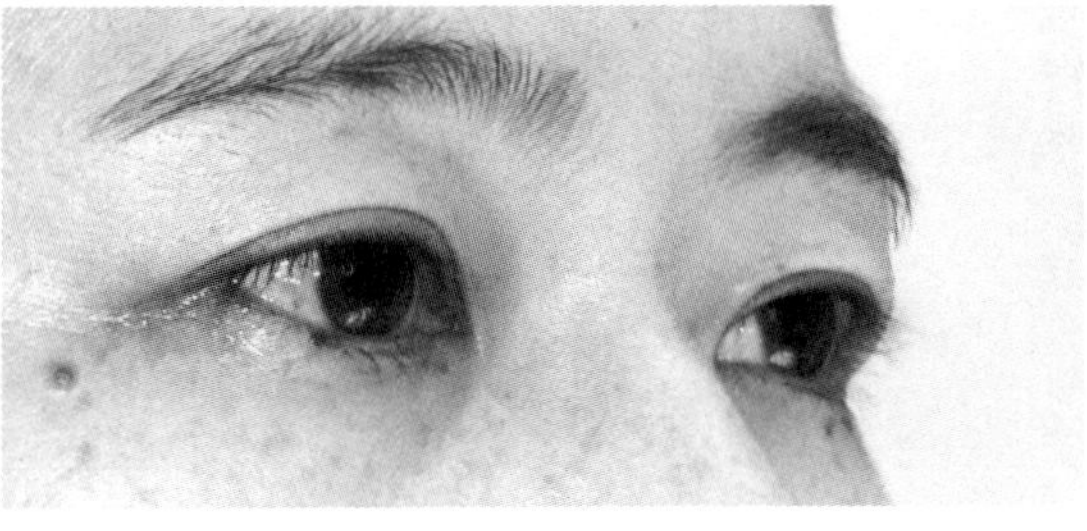

施術後

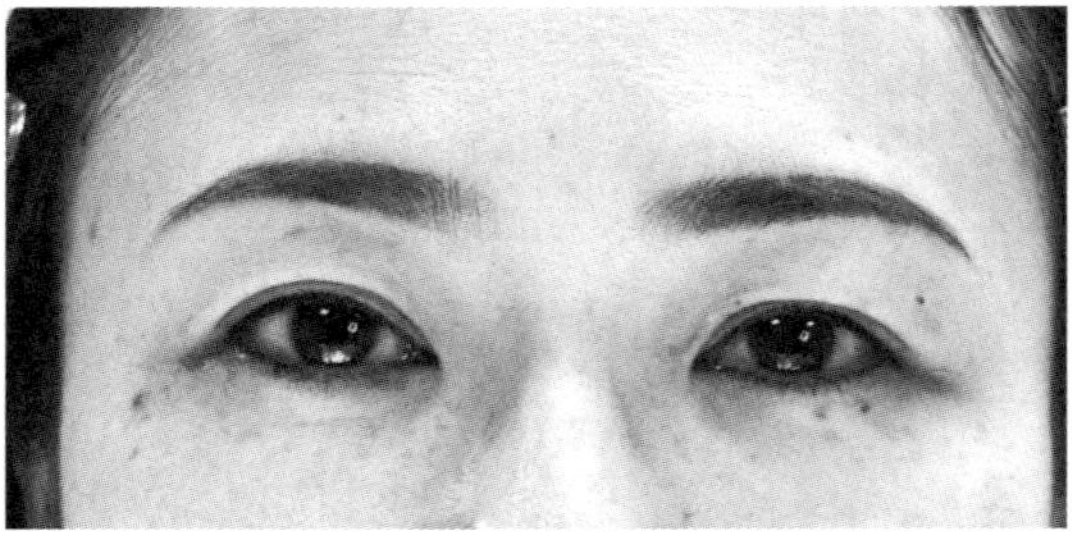

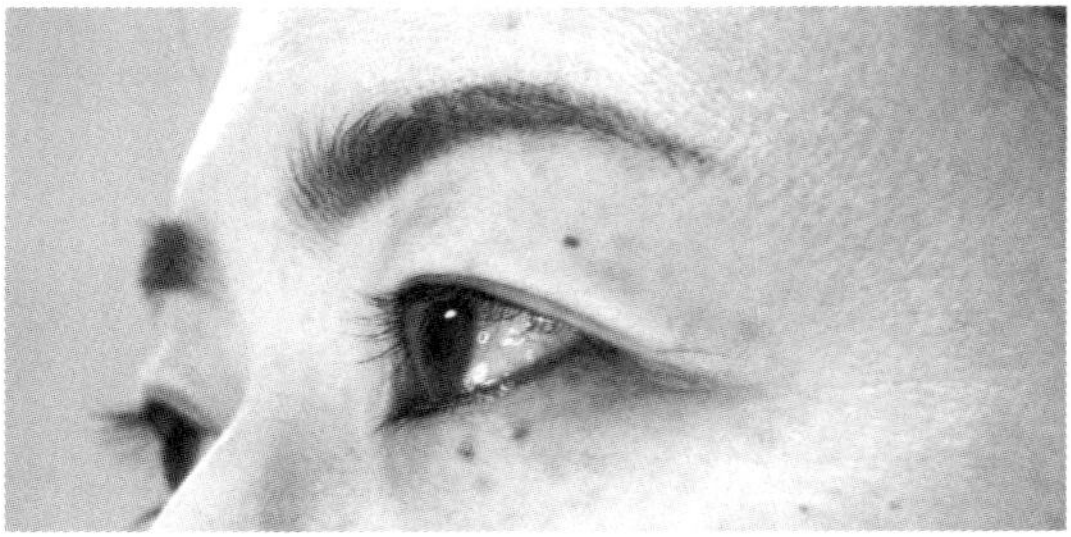

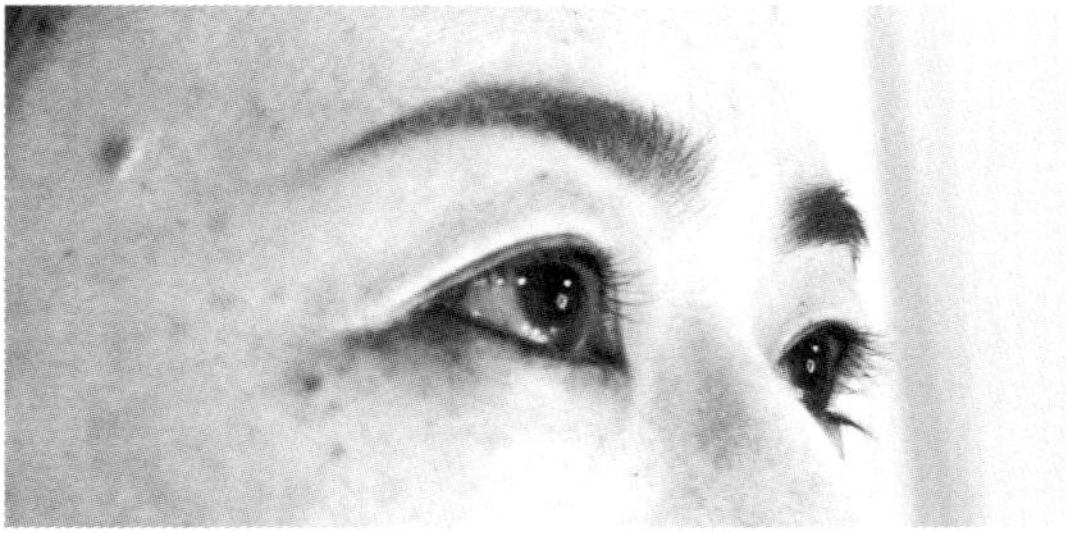

【リップライン】

唇のメディカルアートメイクは色味を足したり、輪郭をはっきりとさせたり、形を整えたりします。

希望があれば、本来の唇よりも少し大きくしたり、少し小さくしたり、上唇の山をしっかりさせたりすることもできます。

色味は赤や濃いピンクなどもありますが、日本では自然な薄いピンク程度がおすすめです。素顔のときにうっすらとナチュラルメイクをしている程度がちょうどよいです。色も形もあまりやりすぎると、不自然になるので気をつけましょう。

まず、デザインを決めます。次に色を決めます。痛みに弱い人は、麻酔クリームで痛みをコントロールすることができます。

眉、アイラインと同じように3回に分けて様子をみながら徐々に色を定着させます。

施術後は、色味が濃くでますが、しばらくすると薄皮がはがれて落ち着きます。

施術後の唇は腫れますので、気になる人はマスクを持参するとよいでしょう。

腫れぼったい感じは、通常1～2日で治まります。熱いもの、辛いものは唇を刺激しますので2～3日食べないでください。

【リップの施術】

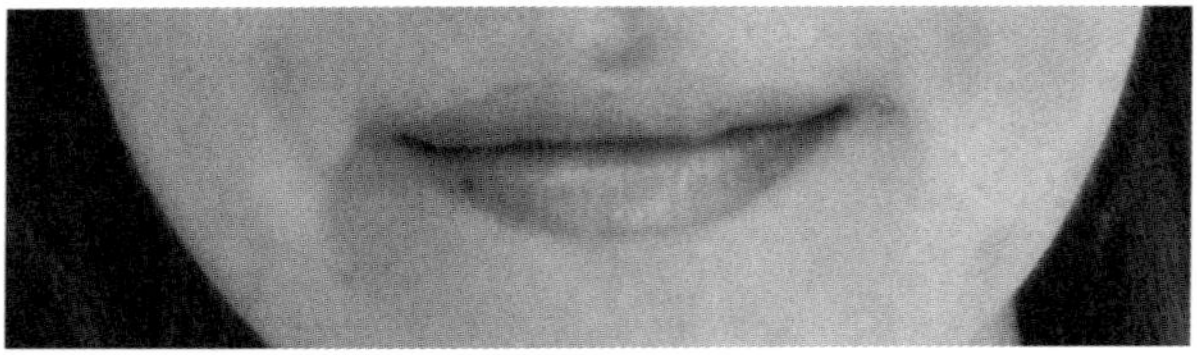

施術前

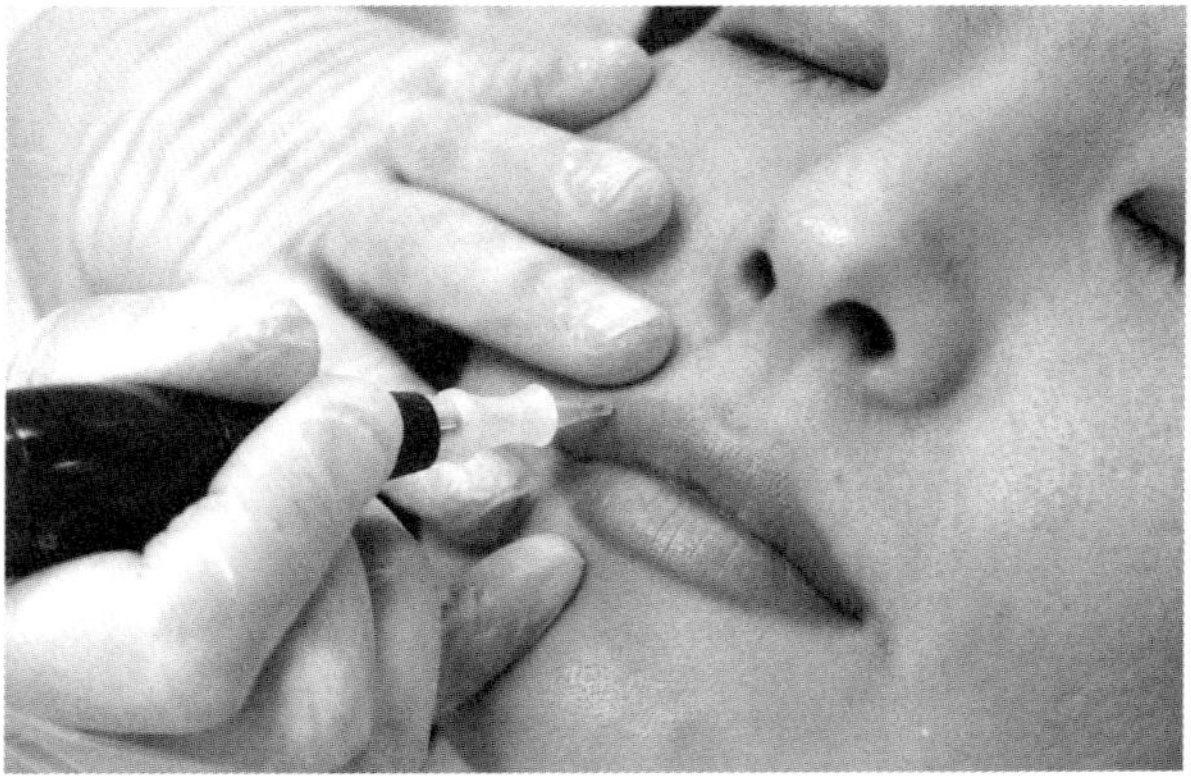

施術後

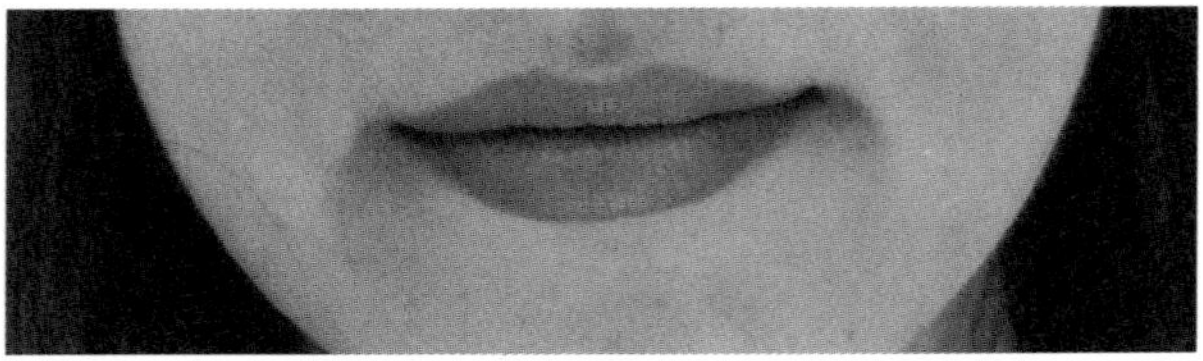

8　施術後のアフターケア

施術後当日の夜は、クレンジングや石けんを使って洗顔しても大丈夫ですが、施術した箇所に直接つけないように洗ってください。施術した部分に洗い流す水やお湯がつく程度は問題ありません。施術した部分は、3～5日でうっすらとかさぶた（うすい皮）になり浮いてきますが、無理にこすって剥がしたりしないように気をつけてください。

メイクは翌日から通常通りにして大丈夫です。特に外出に困るようなことはなく、普段の通りにお過ごしください。眉は施術直後、眉の周りがほんのり赤くなりますが、30分～1時間程度で治ります。眉の場合は腫れることはありません。

体質により個人差はありますが、アイラインを入れた場合、泣いた後のように腫れたり、翌朝、むくみと一緒に腫れぼったくなってしまう場合もあります。腫れが気になる場合は、施術した日は飲酒や水分のとり過ぎに気をつけてください。

メディカルアートメイクは個人差はありますが、2～3年で薄くなります。

9　リタッチ（再施術）

通常、2〜3年経ったら薄くなるのでリタッチ（再施術）することをおすすめします。まれに汗かき・脂性肌・エステ・サウナ・水泳など、新陳代謝が高くなることをしている人の中には1年で薄くなった人もいるので、その時期は個人差があります。

リタッチは年齢に合わせて微調整を加え、その時々のあなたに合うように仕上げます。決してその時の流行に合わせたり、太めに入れたりしないでください。メディカルアートメイクは今ある状態を補助する役割です。

チャームポイントをより際立たせるもので、整形手術のように形を大きく変えるものではありません。

自分の眉やまつ毛のように仕上げ、ノーメイクでもうっすらと化粧をしている程度が最もよい状態だといえます。あくまでも素顔でも自然に見えるように仕上げます。

万が一、メディカルアートメイクを消したいと希望する場合は、レーザー治療となることもあり、時間も費用もかかった上に肌へのリスクもあります。

【施術の流れ】

①医師による問診

②カウンセリング
ここで不安なことは解消！
なんでも質問してください
デザインの希望や
過去の施術の不満なども
伝えましょう

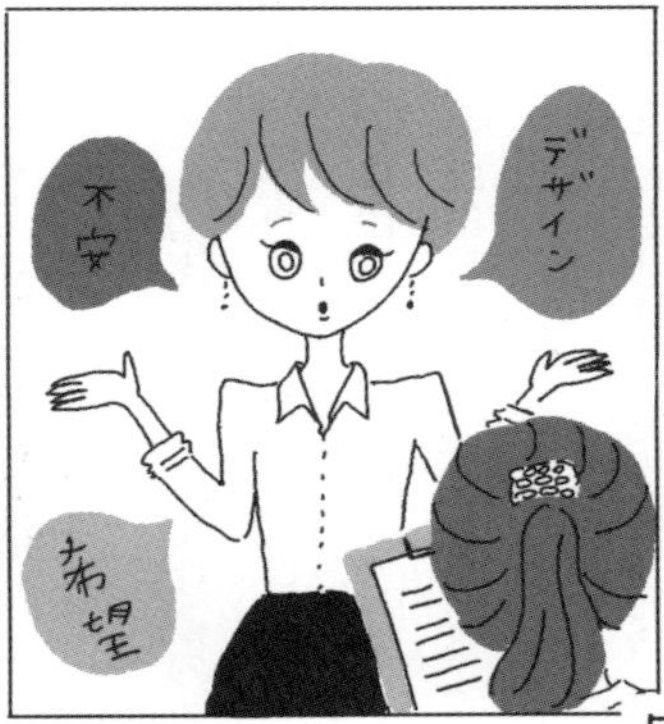

③　デザイン
片方ずつ違う眉のデザインで
どちらがよいか選びます

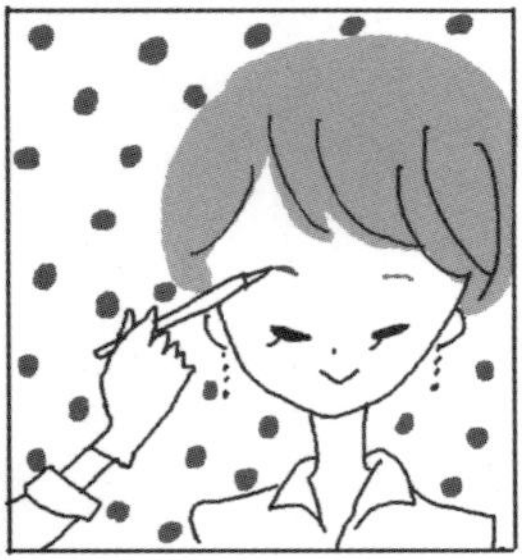

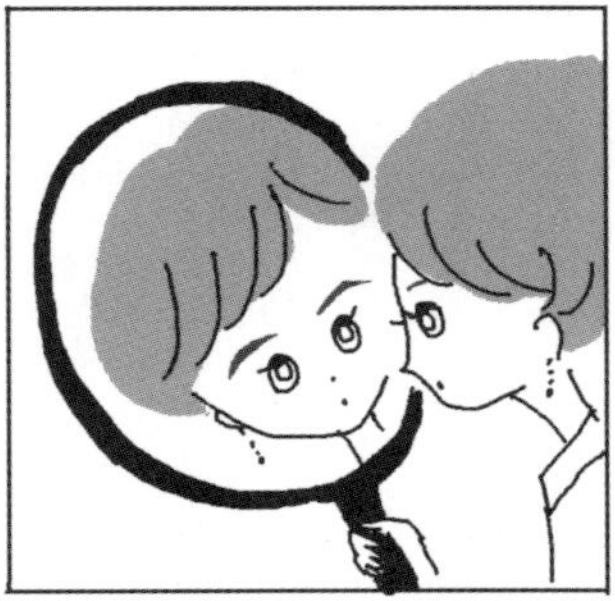

さらに修正を重ねて
お気に入りのデザインに

④麻酔
アイラインは麻酔クリームを塗ります
痛みが気になる場合は希望により
眉も麻酔クリームを使用します

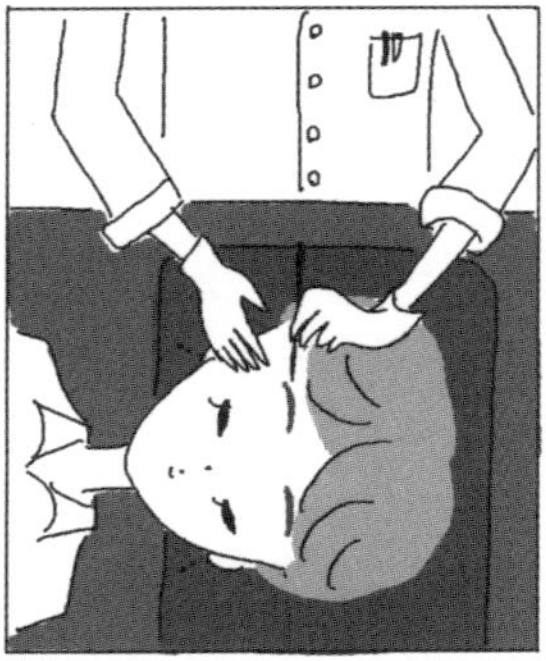

⑤施術
準備ができたら、施術開始
施術は期間をあけて３回行います

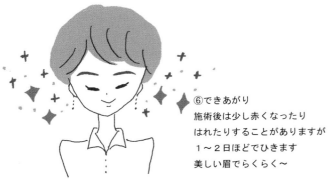

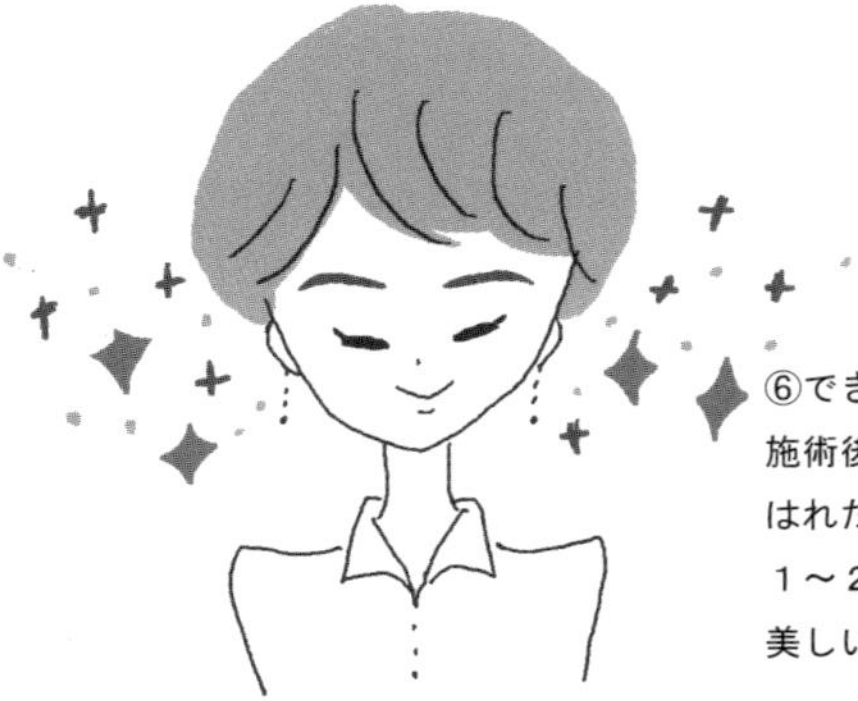

⑥できあがり
施術後は少し赤くなったり
はれたりすることがありますが
１～２日ほどでひきます
美しい眉でらくらく～

☆ ちょっとブレイク ☆

【アイブロウペンシルはどれを選ぶ？】

メディカルアートメイクは流行に流されることなく、年齢とともに変化する皮膚にも対応できるように基本の形をつくります。

その形をベースに、お化粧で付け足すのですが、よくどこのメーカーのものがよいですかという質問を受けます。

私のおすすめはどこでも手に入るコンビニコスメのアイブロウペンシルです。

高級なブランドものも素敵ですが、メディカルアートメイクを施した後は、基本の眉は消えませんので、気軽に使えるもので充分です。

こまめなお化粧直しは必要ありませんが、仕事が終わってプライベートで出かけるときに、さっと取り出して眉尻を足すなど、楽しんでみてくださいね。

メディカルアートメイクで基本の眉があるので失敗することなく、ちょっとした冒険もできますよ。

第6章　これだけは確認しておきたいQ&A

Q1　入れ墨との違いを教えてください

A　入れ墨は縄文時代や弥生時代からある、身体装飾や個人認識、社会的地位や身分の表示、宗教上の理由などにより日本の文化としてあったそうです。

多種多様な歴史的経緯がありましたが、もともと皮膚本来にはなかった文化的装飾として施されています。

一方、メディカルアートメイクは、すでにあるものを補足することを目的としています。ですから、メディカルアートメイクは自然な色に近づけることを重視しているため、2〜3回に分けて、少しずつ表皮の部分に施術していきます。

そのため、入れ墨のように永久に色素が残るわけではなく、徐々に薄くなっていきます。

皮膚に施術するための器具も手法も異なります。

【針の入る深さの違い】

メディカルアートメイク

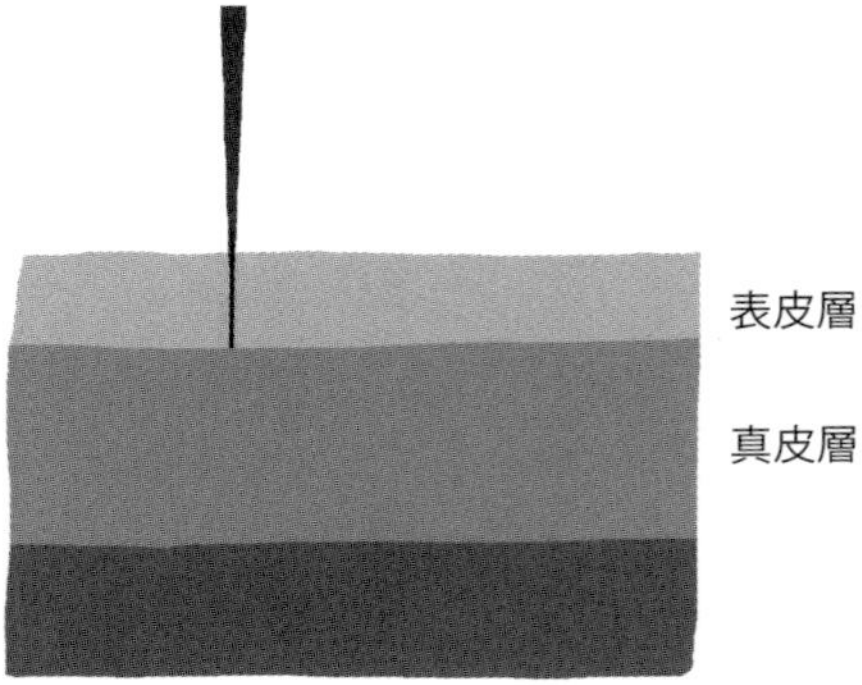

入れ墨

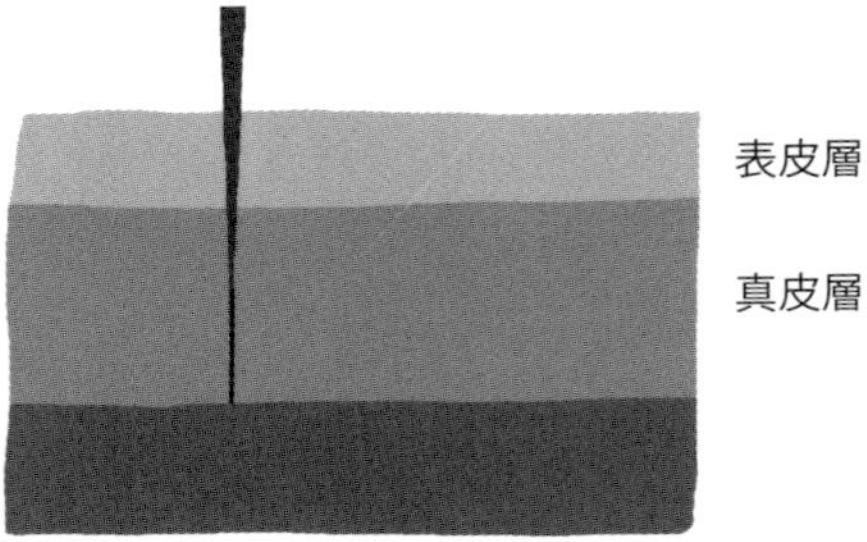

Q2　どんな色素を使いますか

A　メディカルアートメイクは表皮から０・２ミリまでの部分に、アメリカのＦＤＡ（アメリカ食品医薬品局／日本でいうと厚生労働省に当たる機関）で認可された安全性の高い色素を使って施術します。

Q3　色はどれくらいの期間持ちますか

A　個人差がありますが、２〜３年で色が薄くなります。その時点でリタッチを施します。時代とともに、嗜好が変わったり、年齢とともに顔の印象も違ってきますので、微調整しながら基本のラインをつくっていくことができます。

薄くなりますが完全に消えるわけではありませんので、流行に左右されないポイントを押さえ、足りないところはメイクで書き足すくらいの自然な形と色の仕上がりがおすすめです。

Ｑ４　メディカルアートメイクによる感染や衛生面が心配です

Ａ　メディカルアートメイクは医療行為として医療機関で行います。針や色素入れ、針のキャップ、カミソリなどの肌に直接触れるものは使い捨てのものを使用しています。

医療機関として、衛生管理は徹底しています。

Ｑ５　施術後、どれくらい腫れますか

Ａ　眉だけの場合は、ほとんど腫れません。

アイラインの場合は泣いた後と同じような感じで腫れます。

長く続く場合でも、翌一日程度で腫れがひく場合がほとんどです。

施術当日の腫れが気になる場合は、眼鏡やサングラス、帽子等、腫れが隠れるものを念のため、用意しておくとよいでしょう。

Q6 針を刺すと聞いて怖くなりましたが、痛みなど本当に大丈夫でしょうか

A 針を刺すというと、太くて大きな注射針をブスブスと突き刺すイメージする人もいるかもしれませんが、メディカルアートメイクは裁縫の縫い針程度の細いメディカルアートメイクの専用針を使い、チクチクするといった痛みで、出血などもありません。

施術後、思っていたよりも痛くなかったという人がほとんどです。

痛みの程度は、毛抜きで毛を抜いたときのような痛みです。ピーリングやレーザー脱毛の経験のある女性は、痛みに関する心配はほぼありません。

日頃、皮膚の痛みに慣れていない男性は麻酔クリームで痛みをコントロールすることが多いです。

男女問わず、痛みについて心配があれば、施術前のカウンセリングのときに相談するとよいでしょう。

Ｑ７　手彫りと機械彫りのどちらがよいですか

Ａ　施術者によって異なりますが、どちらがよいということはありません。

私は、眉は手彫り、アイラインとリップラインは機械彫りで行っています。眉、アイラインなど、それぞれの特徴を踏まえて使い分けています。

施術者によってやり方は違いますので、事前に確かめておきましょう。

Ｑ８　メディカルアートメイクはだれでもできますか

Ａ　20歳以下の人は、親の同意書が必要です。

クリニックによって違いはありますが、メディカルアートメイクは一度入れると薄くなりますが消えないため、デメリットも理解し、納得して受けることが大切です。

過去の病気、現在治療中、妊娠・授乳中の方は主治医の許可が必要な場合もあります。よくご相談ください。

Q9　違法と知らずにサロンで受けたアートメイクを修復することは可能ですか

A　何年も前に施術して、色が薄くなっている場合、他店からのリタッチのコースが設定されています。実は、他店で施術してどうしてもやり直したい、納得できないなど、私のクリニックに来院される人はたくさんいます。現在の状況を見て修復が可能か判断します。場合によっては、施術をすすめない場合もあります。

医療機関でないサロンでは、色素の成分が不明だったり、衛生面での配慮が足りずに感染症を引き起こしたりして、トラブルになっているケースも少なくありません。

何度も申し上げていますが、メディカルアートメイクは医療行為であることをくれぐれも忘れずに、信頼のできるクリニックで施術してください。

前回と別のクリニックで施術する場合は、前回施術の時期、いきさつ、施術箇所の状態、どのようなトラブルがあったのかを明確に伝え、どのような対処方法があるのかしっかりと聞いてから施術を受けることが大切です。

Q10　アートメイクを消す方法はありますか

A　もし、完全に消したい場合は、皮膚科・美容外科・形成外科などの医療機関で診察を受け、医療用レーザーや外科的手術を行わなければなりません。

レーザー治療といっても病気ではないため保険は適応されないので、高額な費用と時間が必要となります。

皮膚にも負担がかかりますので、施術を受ける前にしっかりとカウンセリングを受けてください。

20年以上前に施術された人もいます。その場合は、現在と色素の成分が違う場合がありますので、まずは診察して、きちんと相談しながら進めなければなりません。

アートメイクを消すために、肌に近い白っぽい色を上からかぶせて施術をしている場合は、レーザー治療も受けられないことがあります。

Q11 修正時にすでにアートメイクを施している部分に肌に近い白っぽい色素を入れられてしまいました。肌に馴染まず白い点となっていますがなおせますか

A すでに色素が沈着している肌の上に新たに白い色素を重ねても、きれいに修正することはできません。

特に白っぽい色が入ってしまうと、その後は医療用レーザーが使えません。シミやほくろなどにアートメイクで白っぽい色を染色することもうまく肌の色に馴染まず、かえって目立ってしまいます。

医療機関以外の場所で施術を受け、納得がいかない場合、また別のサロンで施術を受けて同じような結果になり、どうしていいかわからないと最後になってクリニックに駆け込む方もいらっしゃいます。

信頼のできる医療機関での施術をおすすめします。

医療機関で相談の上、一番よい方法で納得して施術を受けることが大切です。

Ｑ12　アートメイクをするとＭＲＩ検査ができなくなりますか

Ａ　ＭＲＩ検査（磁気共鳴画像診断装置）、レントゲン検査などを受けるときには、入れ墨（タトゥー）やアートメイクの有無を聞かれます。

それは色素に含まれる金属成分が磁場におかれることで、過去にやけどや色が変色したという事例があるからです。

医療機関が使用している色素に含まれる金属成分は、ＭＲＩ検査に影響のないほど微量といわれていますが、各医療機関によって違いがあるため、必ず医師にアートメイクを施していることを告げましょう。

アートメイクを施した時期によっても反応が違う場合があるので、詳細を伝えて相談してください。

医療機関によって、ＭＲＩ検査の装置も異なりますので、過去の検査で問題がなくても、その都度違う反応が出る場合があります。各医療機関の指示に従いましょう。

正確な情報を得ることで、トラブルを避けることができます。

Q13 妊娠中に施術はできますか

A 妊娠中の施術は可能ですが、麻酔など制限がある場合があります。

産婦人科の主治医の先生の許可をとってください。

特に痛みに弱い方は産後に開始されたほうがよいでしょう。

通常と違い、体調の変化に敏感な時期ですので、よく考えてから施術してください。

最近は、出産時にお祝いに駆けつけてくれる家族や友人にノーメイクでもよいように、妊娠がわかってから施術を希望される方もふえています。

妊娠がわかってから慌てるよりも、施術の計画をきちんとたてることをおすすめします。

出産後、育児に追われてノーメイクで過ごす時間もふえ、メディカルアートメイクを希望される方もいます。

授乳中の方は、施術後、1～2日間は授乳することを避けていただくことをおすすめします。

Q14　コンタクトレンズをしたまま施術できますか

A　コンタクトレンズは施術の前に外します。保存用のケースが必要となります。使い捨てコンタクトレンズを使用している場合は、一組持参してください。施術後はすぐにコンタクトレンズを着用することができますが、眼鏡もあれば、腫れ等が気になり、付けられない場合でも安心ですね。

Q15　つけまつ毛、まつ毛のエクステンションはつけたままでもよいですか

A　アイラインを入れる場合は、事前に全て外しておいてください。エクステンションが数本でも残っていると、目もとをコットンで拭いたときに絡まってしまい、エクステンションと一緒に自分のまつ毛が抜ける可能性もありますので、気をつけてください。施術一週間後からエクステンションをつけることは可能です。

Q16 眉の施術後、眉毛は全部そってもだいじょうぶですか

A 無毛症や薬の副作用で、脱毛してしまい、それを補うためにメディカルアートメイクを施術する場合もありますが、基本的には、今ある眉毛は全部そらないことをおすすめします。横から見たときに、毛の立体感がなく、眉全体も平面的にみえます。

メディカルアートメイクは、あくまでもあるものを自然な形で補助する役目を果たします。基本はメディカルアートメイクでつくり、はみ出している部分をカミソリでカットします。眉が全部なくなってしまうと、形はよくても少し不自然になります。全部剃らずに、整えるだけでもかなり楽にできますし、時間も短縮できます。

Q17 アートメイクの施術によって眉毛やまつ毛は抜けませんか

A 眉の場合は、施術後、うっすらとかさぶた（うすい皮）ができますが、毛根にダ

メージが及ぶことはありません。

またアイラインはまつ毛の隙間の皮膚が柔らかくてデリケートな部分に施術しますので、泣いたときのように腫れることはありますが、毛根に影響はありません。

今まで、私が施術をしてきた中で、メディカルアートメイクが原因で眉毛やまつ毛が抜けた方はいません。

Q18　白班を目立たなくすることはできますか

A　白班にはメディカルアートメイクは適していません。

メディカルアートメイクを施すことによって、かえって白班が広がったり、目立つ場合があります。

施術して目立たなくしたいお気持ちはよくわかりますが、白班をメディカルアートメイクで消すことはできません。

Q19 アレルギー体質、アトピー性皮膚炎、花粉症でも施術できますか

A 個人差がありますので、カウンセリングの際によく相談してください。

重度のアレルギー体質の場合はできませんが、状態が良い場合はできることがあります。

心配な場合はパッチテストを受けましょう。

アトピー性皮膚炎で施術箇所が炎症を起こしている場合は避けたほうがよいでしょう。

花粉症は目の周りを掻いてしまい、メイクができないと困っている方も多いです。花粉症の季節ではなく、肌が比較的落ち着いているときに施術されたほうがよいでしょう。

自分の体質をチェックして、状態や状況をみて、カウンセリングのときにきちんと相談することが大切です。

Q20　抗がん剤の影響で髪の毛や眉、まつ毛が抜けてしまいましたがメディカルアートメイクは施術できますか

A　がんの治療中は、抗がん剤の他に、放射線治療などもされている方がいます。まず、現在の病気の治療が優先ですが、施術を希望される方は、必ず治療中の主治医に許可をとることが必要です。

そのうえで、絶対に病状を隠したり、主治医の許可なしで施術することは辞めましょう。

病気でつらいときにメディカルアートメイクと出会い、気持ちがとても楽になり、鏡を見るのがつらくなくなったという声を聞いたとき、私は、看護師としてＱＯＬ（クオリティ・オブ・ライフ／生活の質）がいかに大切かということを改めて感じました。

美容のためだけでなく、メディカルアートメイクによって気持ちが明るくなったり、少しでも心の負担が軽くなれば、こんなに嬉しいことはありません。

Q21　男性でもできますか

A　最近では男性も眉を整えたいという希望があり、メディカルアートメイクを受ける人が増えています。

男性は化粧をしないため、眉を変えるだけで印象が変わります。

眉が薄い、形が気になる、剛毛で整えるのが大変な人にも大変好評です。

男性は女性よりも痛みを苦手とする人が多いのですが、麻酔クリームで痛みをコントロールすることができます。

施術後の腫れはほとんどありません。

男性の眉は人相学でも重要な役割を示します。

仕事やプライベートでも人相が変わったことで自信が持てるようになり、よい結果に結びつくこともあるようです。

眉によって印象が変わり、服装の趣味まで変わったという人もいます。

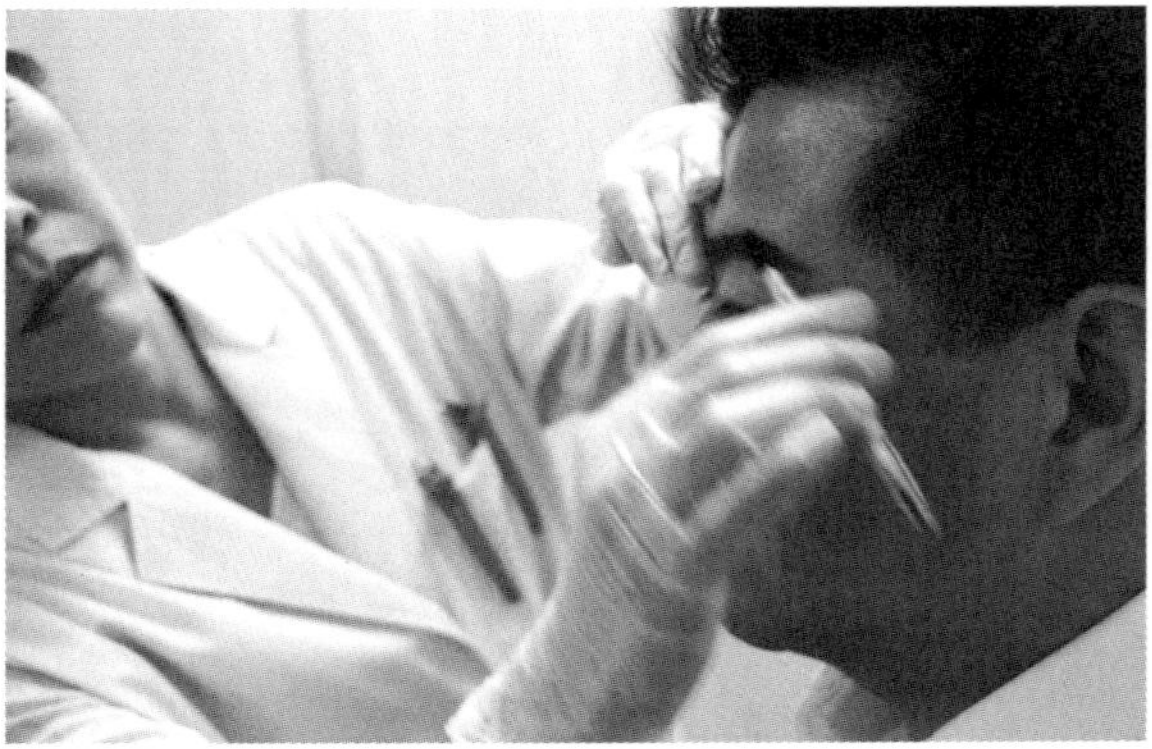

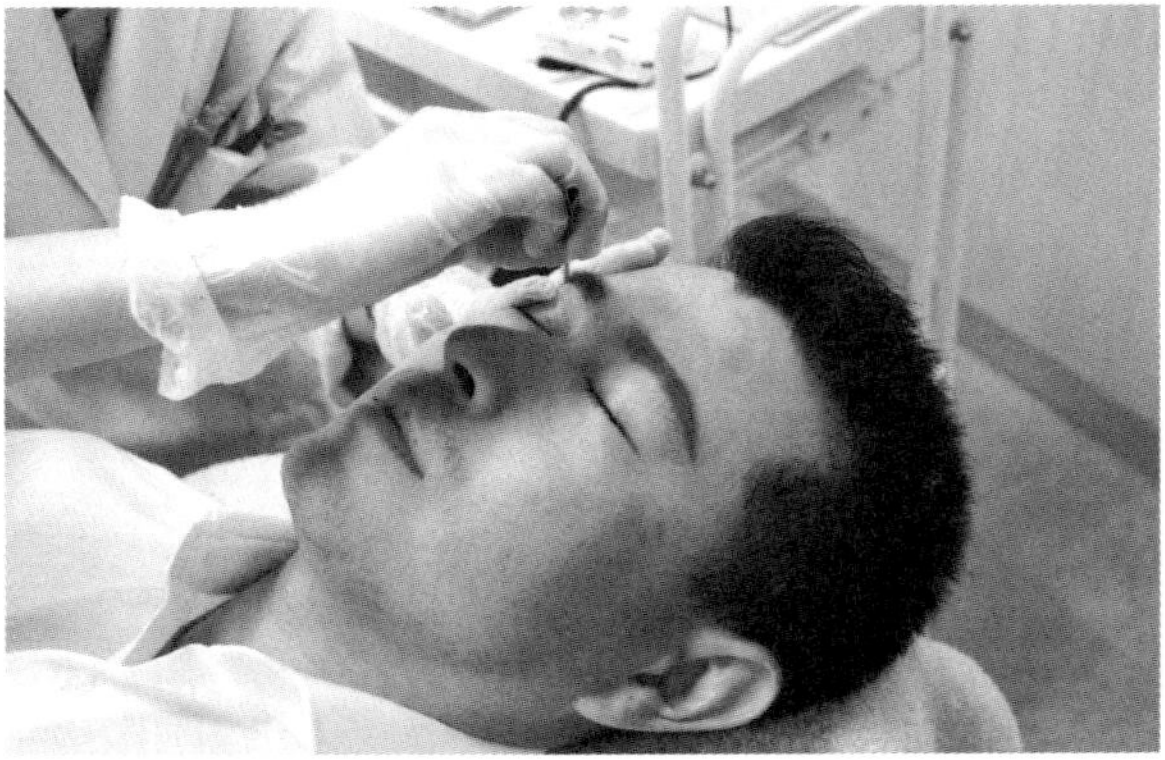

施術前

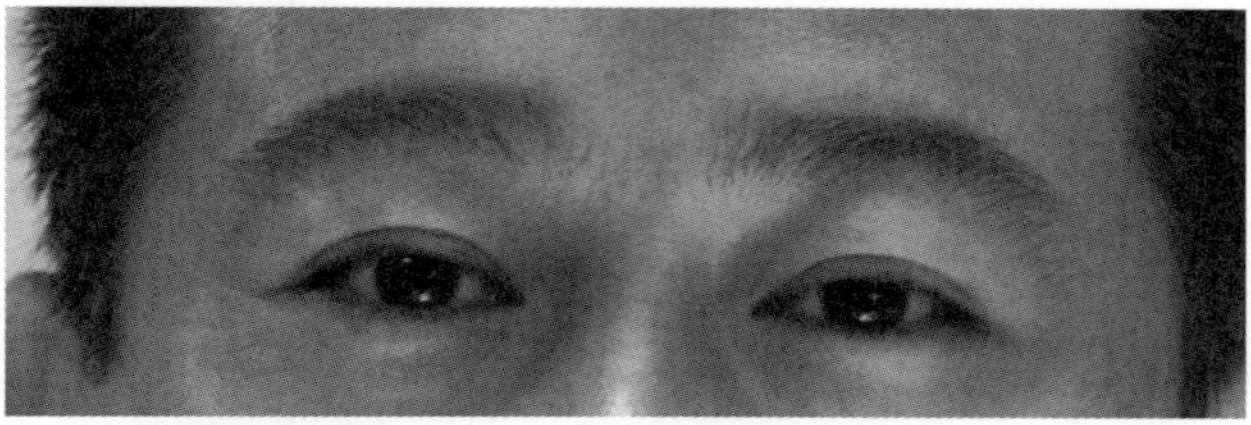

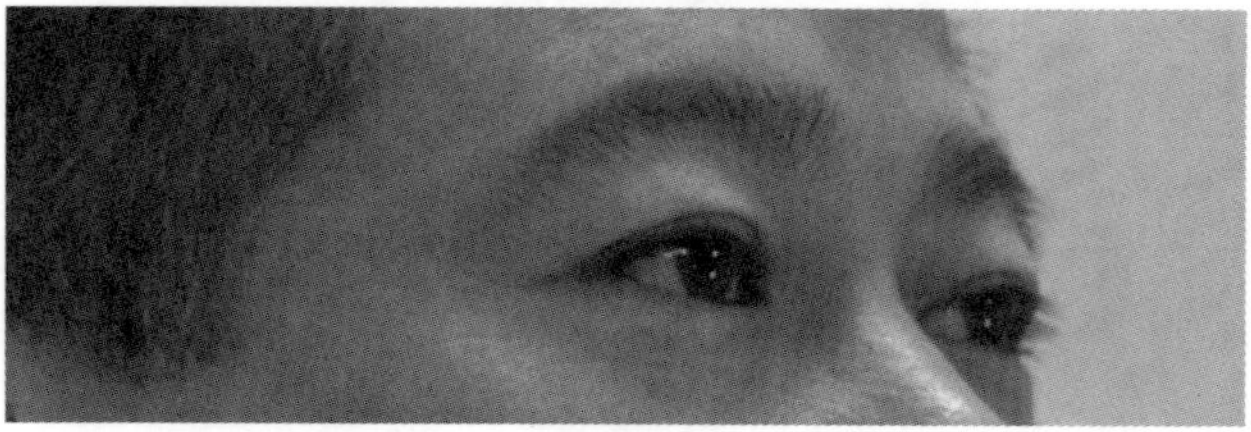

40 代男性
お悩み
汗をかきやすく、脂性　顔をハンカチで無造作に拭くため、眉が乱れやすい

施術後

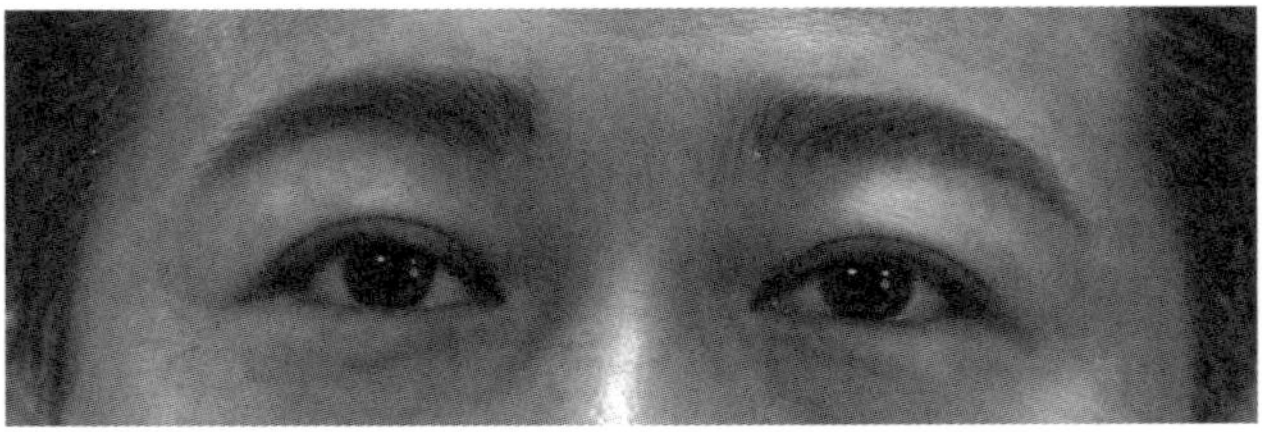

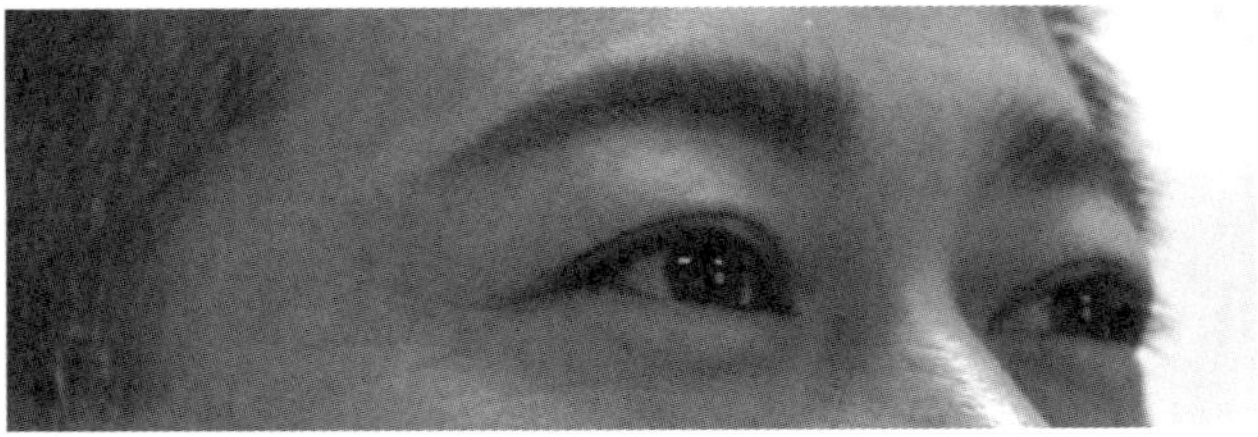

妻に勧められて施術しました。
くっきりと安定した眉で、ひげ剃りのついでに
自分で眉を整えられるようになりました。
人と接する仕事なので、お客さまにも好評です。

Q22 アートメイクを施術するのに、よいクリニックの見分け方は？

A 絶対条件として、医療機関であること、医師または医師の指示のもとで看護師が施術することが必須です。

フリーペーパーで格安の広告を見受けますが、必ずホームページを見たり、パンフレットを取り寄せたり、電話をかけてりして、クリニックがどのようなところかを調べましょう。

また、無料カウンセリングなどを実際に受けて、説明を聞くとよいでしょう。施術例や料金が明確に示されているかどうか、また、施術した人の口コミなども参考になるでしょう。

クリニックの設立日、施術者のキャリアも重要です。

メディカルアートメイクは、医療の知識のほかに美容の技術も必要です。美容医療の中でも特別な技術なので経験が多ければ多いほど、よい結果につながるでしょう。

第7章　メディカルアートメークは医療行為です

1　医療行為だから安心して施術できる

メディカルアートメイクは医療行為です。日本では医師、もしくは医師の指示のもと看護師が施術しなければなりません。

たとえ、看護師の資格を持っていたとしても、自宅や美容サロンで行うことは違法となります。違法なサロンとは知らずに、エステのついでにアートメイクをすすめられ、よくわからないまま施術した人の中には、出血が止まらない、腫れがひかない、強い痛みがとれないといった声も少なくありません。

針や麻酔を使うため、感染症など危険を伴うこともあります。

メディカルアートメイクは美容整形手術と同じように美容医療なのです。

残念なことに、安心・安全な本来の施術ではなく、無許可で行っているサロンも多く、最近ではトラブルが相次いで摘発されているサロンも数多くあります。

日本ではアートメイクは医療行為ということを認識し、メディカルアートメイクとして正しい知識を持って施術されることをおすすめします。

2　無資格サロンが横行する理由

日本にアートメイクが用いられるようになったのは、今から30年ほど前の１９８０年代です。１９９０年頃から広がり始めました。

しかし、厚生労働省がアートメイクは医療行為であると正式な通達を示したのは２０００年です。それまでは、施術を希望する人も少なく、美容サロンや個人の美容家が無許可で施している場合がほとんどでした。

今では時代は変わり、アートメイクが身近になり、施術を受ける人が増え、国民生活センターにも相談が相次ぎ、無資格業者の施術による深刻な健康被害が届けられています。国民生活センターによると、２００６年〜２０１１年に計１２１件の相談があり、皮膚の腫れや化膿したということだけでなく、角膜の損傷といったものまであったそうです。

この被害のほとんどが医療機関以外の無資格業者の施術だったと推測されます。

どうしてこのようにたくさんの人が、無資格のサロンで施術を受けるのでしょうか。

それには3つの理由があります。
1　医療行為であるという認知度が低く、施術を行っている医療機関が少ない
2　医療機関による正規の料金よりも美容サロンのほうが安く、馴染みがある
3　医療技術のほかにも美的センスが求められる
最近では、新聞やテレビのニュースでも取り上げられ、医療行為であるという認識は徐々に広がってきていますが、施術を行っている医療機関が需要に対して、追いつかないのが現状です。無資格にもかかわらず、アートメイクの施術者養成する教室まで出現し、医師法違反のほう助容疑で逮捕されたという事件もありました。

また、日頃から通い慣れているサロンの美容の施術に追加する程度の軽い気持ちで行われている場合もあります。友人の紹介で軽い気持ちで…、アートメイクってメイクの延長かと思い、医療行為だとは知らなかったという人もたくさんいます。

施術する理由も時代とともに変化があります。以前は、眉が薄くなって顔がぼやけるからという理由で施術する年配の人が主流でしたが、今では20代の若い人が美しさを求めて施術するようになり、医療技術とともに、美的センスも求められるようになりました。

【アートメイク危害の概要】

施術した場所	件数
アートメイクの施術を提供しているサロン等	46 件
エステサロン	33 件
個人宅	12 件
美容院	8 件
医療機関	5 件
記載なし	17 件

計 121 件

（国民生活センター調べ）

【違法アートメイク摘発件数】

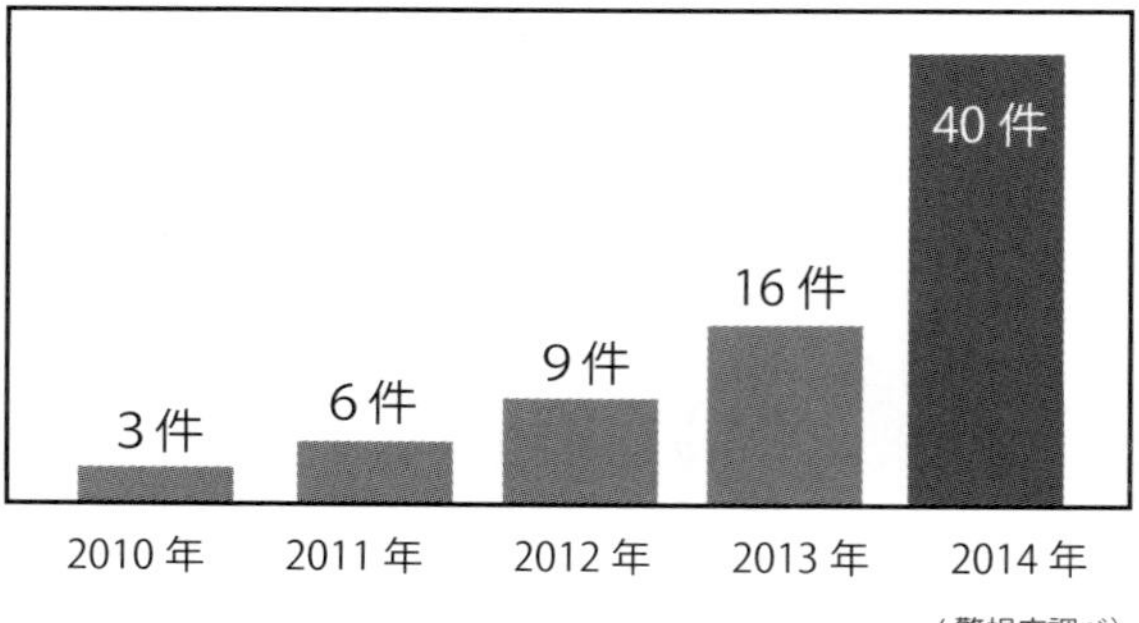

（警視庁調べ）

3 医療従事者（医師・または看護師）の資格がないと、アートメイク養成講座やスクールに通っても施術の資格はない

医療機関とは医療法で定められた医療提供施設のことで、一般的に病院・医院・診療所・クリニックなどのことを指します。

「医療機関と提携しているので安心です」というサロンの宣伝も目にしますが、提携では認められていません。

あるエステサロンでは医療従事者ではない人を対象に開業希望者向けの「スクール」を開き、施術方法を教えていたのですが、施術法を身につけても医療行為として行うには、医師または看護師の国家資格が必要なのです。

たとえ看護師でも医師の指示を受けずにサロンや自宅で行うと違法となります。

それほど厳格に法律で定められています。アートメイクが医療行為であることをしっかりと認識しなければなりません。

施術の際には、自分でも情報を集め、自己責任で判断できるようにしましょう。

東京都消費者被害救済委員会付託

【アートメイクアーティストの養成講座の契約にかかる紛争】

平成 23 年 4 月 26 日に、東京都より上記の処理を付託した旨が公表されている。

本紛争案件は、アートメイクのサロンにおいて講座を受講すると短期間でプロ技術が取得でき、独立開業の支援も受けられるという説明で契約・受講したが、講座終了後就職も開業もできなかったため当初の説明と違うとして契約の取り消しと返金を求めたが、相手方が拒んだため紛争となり同委員会に付託された。

また、アートメイクを業として行うには医師免許が必要であるにもかかわらず相手先にサロンはそれを告げていなかったという問題もある。

（国民生活センター資料より）

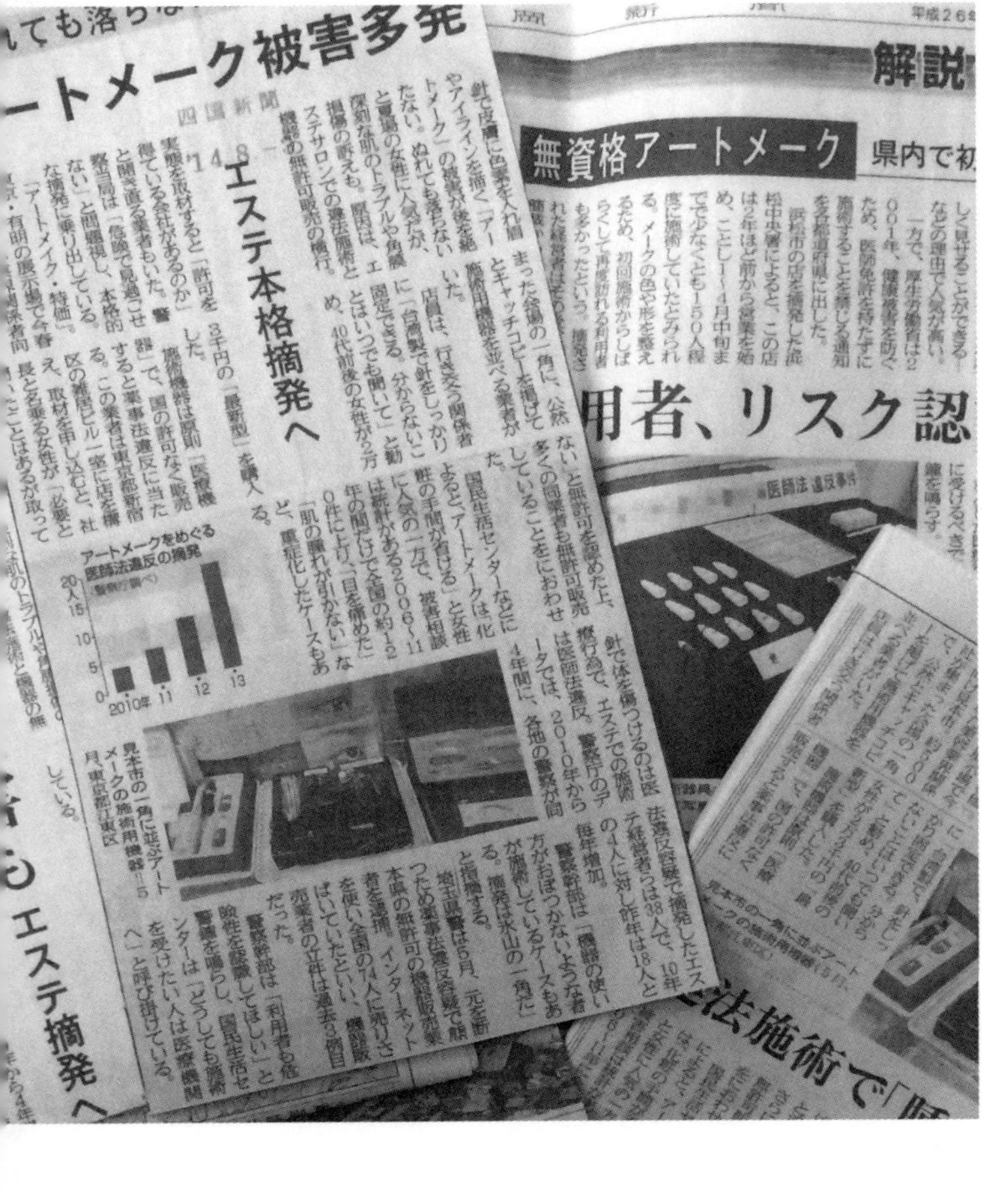
アートメーク被害多発
四国新聞
エステ本格摘発へ
アートメークをめぐる医師法違反の摘発
2010年
11
12
13
見本市の一角に並ぶアートメークの施術用機器
解説
無資格アートメーク
県内で初
用者、リスク認
医師法違反事件
法施術で「医
エステ摘発へ

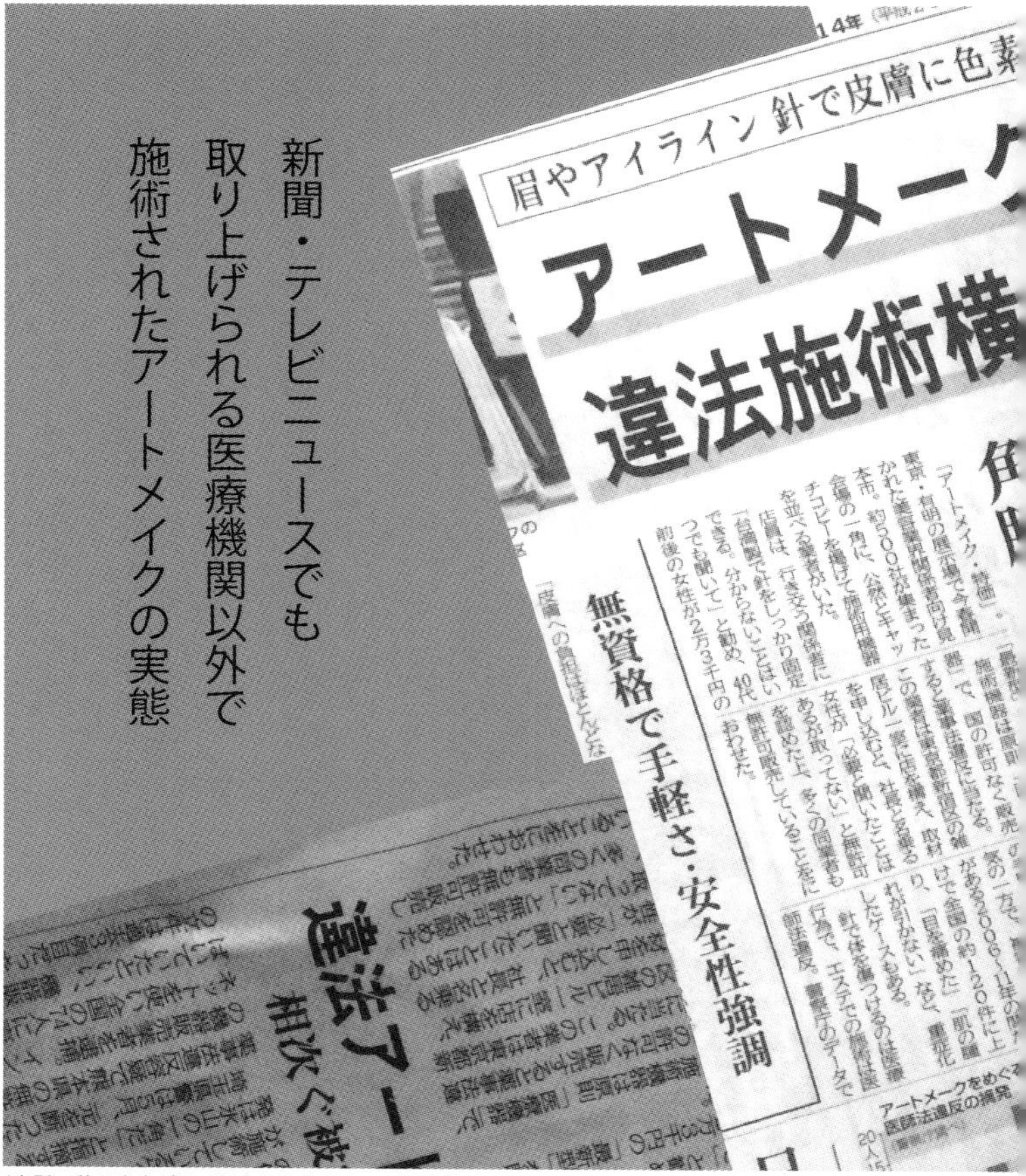

（出所：秋田さきがけ 2014 年 8 月 4 日・四国新聞 2014 年 8 月 3 日・日本経済新聞 2014 年 8 月 3 日・信濃毎日新聞夕刊 2014 年 8 月 2 日・静岡新聞 2014 年 6 月 27 日）

4　無資格サロンによる施術の危害

最近では、残念なことに無資格サロンで施術した危害が後を絶ちません。

チラシや雑誌、フリーペーパーで、キャンペーンなどの広告を目にして自分ではよく調べずに、お得な情報の記載に目を奪われ、様々な危害が及んでいます。

無資格のサロンで施術して問題が発生したために、慌てて医療機関である私の勤めるクリニックに訪れる人もたくさんいます。

国民生活センターにも数多くの相談や報告があり、危害を受けた人から寄せられた情報を次のように発表しています。

【国民生活センターとは】

国民生活の安定及び向上に寄与するため、総合的見地から国民生活に関する情報の提供及び調査研究を行い、重要消費者紛争について紛争解決手続きを実施することを目的とした独立行政法人。

消費者問題・暮らしの問題に取り組む中核的な実施機関として、消費者・生活者、事業者、行政を「たしかな情報」でつなぎ、公正・健全な社会と安全・安心な生活を実現している。

【事例1】施術部位が化膿した

友人の口コミで知った店で、眉のアートメイクを受けた。3回で1コース。1回目の施術は問題なかったが、2回目の施術後化膿した。

皮膚科の診察を受けて、針や色素に問題がある可能性があるといわれた。いわゆる刺青と同じなので本来は医療行為だとは知っているが、医院で行うと倍の費用がかかる。顔が腫れたので仕事もキャンセルした。

（危害発生年月：2011年6月、東京都・30歳代・女性）

【事例2】角膜に傷がついた

フリーペーパーの広告に載っていたエステサロンでアイラインのアートメイクをした。施術中に痛みがあり、痛いと言ったにもかかわらずそのまま施術された。終了後、軟膏のようなものを塗られ、視野が曇っていると言ったら軟膏のせいだと言われ帰宅した。しかし、痛みと涙が止まらないので救急で眼科に行ったところ、角膜が傷ついていることがわかった。

（危害発生年月：2011年5月、東京都・30歳代・女性）

【事例3】 痛みと腫れが続いている

1週間ほど前アートメイクをしているサロンで眉のアートメイクを受けた。業者の説明では多少は腫れるがすぐに治まるとのことであったので安心して受けた。

しかし施術中から痛く、今も眉の回りが赤く腫れて痛みがある。恥ずかしくて外出もできない。

（危害発生年月：2010年11月、石川県・40歳代・女性）

【事例4】 かさぶたが治らない上ラインがおかしい

アートメイクをしているサロンで眉とアイラインのアートメイクをした。以前にも眉のアートメイクをしたことがあるが、そのときは1週間ほどでかさぶたが取れきれいになったのに、今回はかさぶたのままできれいにならない。しかも、右眼のアイラインは色が濃すぎて互い違いになっている。

苦情を言うと除去液を使って修正すると言われたが、業者の技術が信用できない。

（危害発生年月：2011年7月、兵庫県・30歳代・女性）

【事例5】誤って眼の下に色が入ってしまった

エステサロンで上まぶたのアイラインのアートメイクをしてもらったが、痛かったので思わず眼をギュッと閉じてしまった。まぶたが動いた拍子に針が下まぶたに刺さり、眼のふちから5ミリくらいのところに色が入ってしまった。医師を紹介されたが、色素を抜く際にまつ毛が抜ける可能性があり色素が抜けきれるかも保証できないという。

（危害発生年月：２０１０年4月、神奈川県・30 歳代・女性）

【事例6】友人の自宅で施術したが眉の形が変になってしまった

友人宅で眉のアートメイクをした。施術したのは友人の娘で、麻酔薬を眉に塗り手彫りで入れた。施術後痛みが出て眉が腫れた。

皮膚科を受診したところ、消毒がきちんとできていなかったからだと言われ、アートメイクは医師でないものがやってはいけないことだとも言われた。薬で腫れは治まったが、眉の形が左右でずれ、形も変になった。

（危害発生年月：２０１１月、東京都・60 歳代・女性）

2014年には、違法によるアートメイク施術者の検挙が前年度の3倍に増え、被害者が急増していると警視庁は発表しています。

メディカルアートメイクを行っている医療機関はまだ非常に少なく、それに対して施術したい人がふえているため、予約をとるのに時間がかかる場合もあります。

気軽なサロンで、簡単に予約ができるサロンがいいなどと、安易な気持ちが取り返しのつかないことになる場合もあります。

日本では、医療機関での施術が必須となりますので、きちんと調べて正しい施術を受けられることをおすすめします。

医療機関以外の施術では、皮膚障害にとどまらず、角膜を損傷するなど重大な危害にも及んでいます。

国民生活センターに危害を受けたと届け出のあった人の中には、病院での治療が必要な人が33％以上もいます。

きれいな眉やアイラインを手に入れるはずが、危害のために治療を余儀なくされ、治療するには、時間もお金もかかってしまいます。

大切な自分の身を守るためにもよく考えて行いましょう。

【アートメイクによる危害内容別】

（国民生活センター調べ）

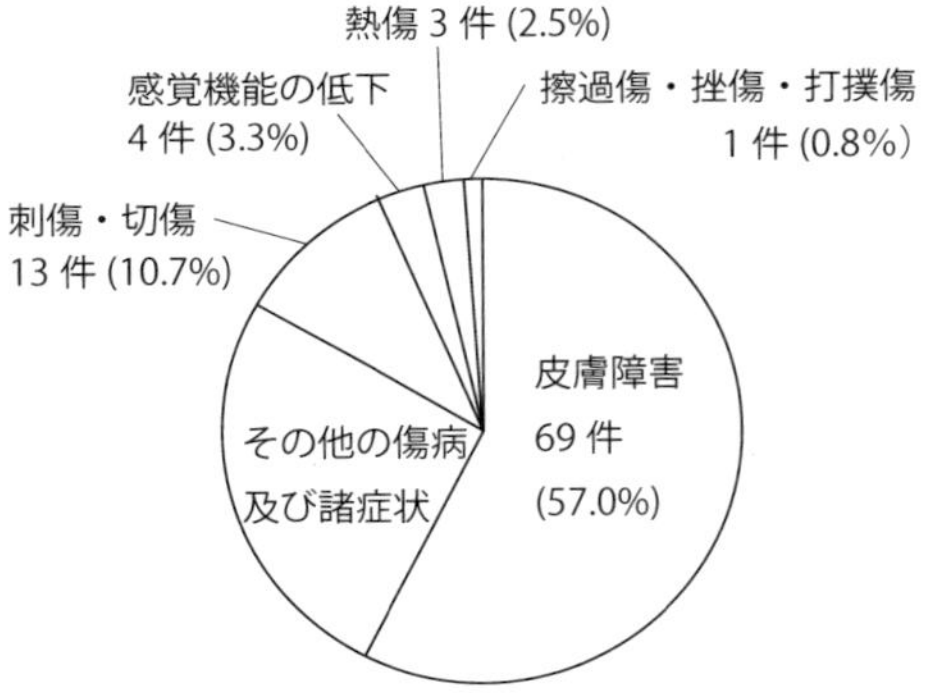

【アートメイクによる危害別程度】

（国民生活センター調べ）

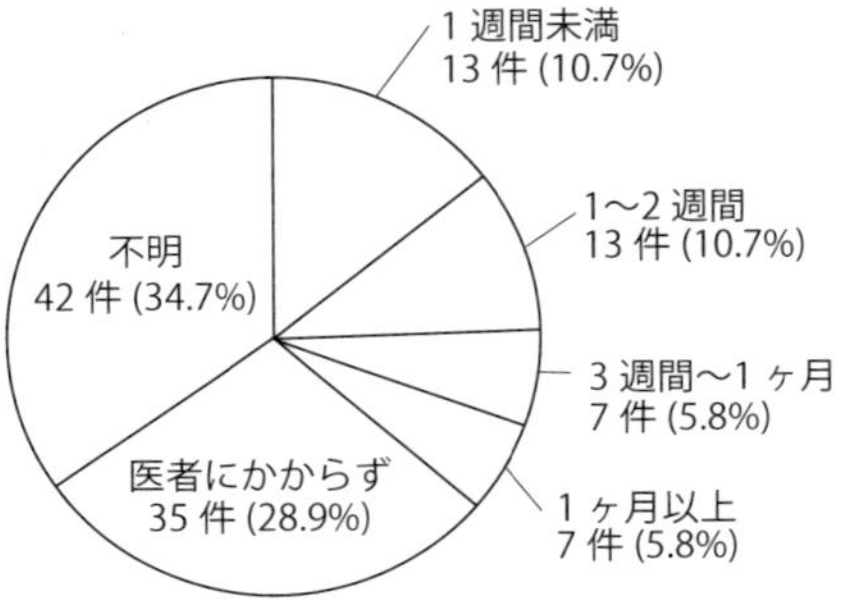

5　日本メディカルアートメイク協会の役割

厚生労働省は、２０００年に「アートメイクは医療行為にあたる」という通達を改めて発表しました。

本来は医療機関で行うべき施術がエステサロンなどで行われ、すでにご紹介したようなトラブルが相次ぎました。

そこで、関連法規を遵守し、メディカルアートメイク（医療機関での施術）として、医師・看護師・准看護師が優れた技術、豊富な知識と情報、確かな安全性を消費者に提供し、専門知識・技術を兼ね備えた社会的にも受け入れられるメディカルアートメイクを確立し、医療とアートメイク業界全体の発展と向上を目的として発足されました。会員は医師や看護師などの医療従事者によって構成され、施術を受けたいと希望する人々の安全・安心を守ることを第一に考えられています。

時代の流れとともに、アートメイクの普及は現代社会における女性の生活スタイルに必要とする人がふえたものの、間違った認識で広がることに、なんとか歯止めをかけられないかと考えました。

日本メディカルアートメイク協会の発足にあたり、医師や看護師の協力を得て、現状を回復するために連携をとりました。

幸い、日本メディカルアート協会設立にあたり、賛同してくださる方々に恵まれ、２０１１年に発足することができました。

現在、私は理事と事務局長を務め、厚生労働省や国民生活センターなどと連携を取り、報道機関からの取材にも協力し、正しい情報を提供できるように日々努力を重ねています。

残念ながら、アートメイクによるトラブルは後を絶ちません。

連日のように、新聞やテレビのニュースでアートメイクに関する被害を見るたびに、心を痛めています。この現状を少しでも改善できるようにして、正しいメディカルアートメイクの普及が必要とされています。

ご賛同いただける医療従事者のみなさまに感謝し、美容と医療の二つの目を持ち、これからのメディカルアートメイクをより安心・安全に行えるように情報を公開していきたいと考えています。

【会員対象】医師・看護師・准看護師

【本協会におけるメディカルアートメイクとは】

1. 医療機関で行われる手術による傷跡、火傷跡、乳房再建痕への色素を入れるための施術行為
2. 医療機関で行われる眉毛、睫毛の脱毛により希望される眉・目元などに色素を入れるための施術行為

これらを医療機関で医師・看護師・准看護師等が行うことを総称してメディカルアートメイクと位置づけています。

日本メディカルアートメイク協会事務局
http://www.artmake-japan.jp/

日本メディカルアート協会

【メディカルアートメイク協会事業内容】

1. 日本メディカルアートメイク協会の認知を働きかける活動
2. 医師、看護師、准看護師の研究会・講習会の開催
3. 協会の知識・技術向上の勉強会
4. 医療機関でのメディカルアートメイクの認知度を高める広報活動。
5. メディカルアートメイク機材・材料の共同購入
6. 海外の最新技術の情報収集、分析、情報共有

（日本メディカルアート協会 HP より）

【警察の摘発などの新聞掲載記事例】

2015年
5月
・アートメーク機器、無許可で販売　熊本の業者を容疑で逮捕
・アートメーク：無免許美容店を一斉摘発　京都府警
4月
無資格でアートメーク、エクステも　容疑の女を書類送検
2013年
12月
・アートメーク麻酔薬無許可販売
薬事法違反で社長ら逮捕－大阪府警
11月
・無資格でアートメーク容疑
大阪、奈良で年間４千万円売り上げ
10月
無免許でアートメーク「100人に施術」　容疑で女逮捕
8月
・アートメーク用麻酔薬など無許可販売容疑で
エステ店の女性経営者を再逮捕
7月
・「アートメーク」無免許施術
大阪・淀川区のエステ店経営者を容疑で逮捕
2012年
10月
医師免許なくアートメーク、神奈川県警が容疑者を逮捕
8月
厚労省が美容医療ホームページの実績強調は
不適切とＨＰ規制指針をまとめる
5月
・「アートメーク」器具を無許可販売容疑
横浜の57歳女社長ら逮捕

第8章　特殊なメディカルアートメイク

1　眉の傷痕修正

「子どもの頃に転んで目の上を切った傷が眉に差し掛かりました。その後、眉の一部がはえてこなくなったのです」

Aさんは鏡を見るたびに苦痛を感じていました。

いつも前髪を重く下ろし、眉が見えないヘアスタイルです。アイブローペンシルで眉を描こうとしても、傷痕は白く、ツルッとしていてその上に描いてもうまくいきません。

「メディカルアートメイクで眉の中の傷は目立たなくなりますか?」

不安な様子のA子さんに、仕上がりのデザインを眉墨で入れると、表情が一気に和らぎました。

傷痕の上にも慎重に施術していきます。色の入り具合は、傷痕によって違います。

一回目はほかの部分と同じように施術します。

二回目までに、どのような色に落ち着くのか経過をみます。傷痕の色の定着をよく見極め、一つひとつの傷痕に合わせて施術することが大切です。

三回目では、さらに調整します。仕上がりは、とても自然で、傷跡もほとんど目立たなくなりました。Ａさんは、念願の美しい眉を手に入れ、大満足。

早速、前髪を上げたヘアスタイルにすると、

「きれいになったね」

「イメージが変わったね」

「明るくなったわ」

と、周りの人のからも好評。メディカルアートメイクで鏡を見るのが楽しくなったそうです。

施術前
傷痕で眉毛は部分的にはえてこない

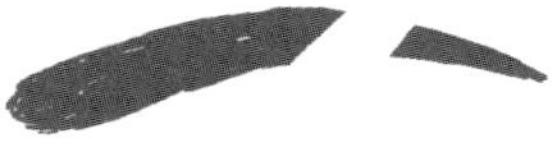

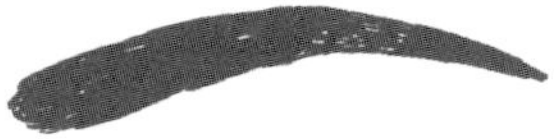

施術後
ナチュラルにカバーされ、自然な眉になる

2　頭の傷痕の修復

頭の傷、頭の手術の傷痕は、部分的に髪の毛がはえてきません。髪の毛で隠れてはいるものの、強い風が吹いたり雨にぬれたりすると、とても気になります。

Bさんは頭の天辺の付近にある傷痕が気になって、電車に乗っても絶対に座ることはありません。

「座席に座れば、頭の上からはげた部分を覗かれるのではないかと不安です。将来、白髪になることを考えると、黒くすることにも抵抗があるのです」

「大丈夫ですよ。メディカルアートメイクは、自然な感じで傷跡を目立たなくできます。色も2～3年で薄くなりますので、その時の状況に合わせて修正できます。傷痕の部分を染色して、カモフラージュしましょう」

メディカルアートメイクは、医療補助メイクとして、頭の中の治療痕や、手術痕を自然な感じに仕上げ、目立たなくすることができます。

傷痕によって、状況が違いますので、自分の悩みをきちんと伝え、相談してくださいね。

Ｂさんの傷痕は、施術することによって、傷痕のカモフラージュでき、髪や頭皮とナチュラルに馴染み、ほとんど目立たなくなりました。

いつも頭の傷痕を気にしなくなると、そのストレスがなくなり、身も心もかるくなった気分。気にならなくなったことで、楽しいと感じる機会が増えたそうです。

施術前
頭の傷痕の部分に
髪の毛がはえてこない

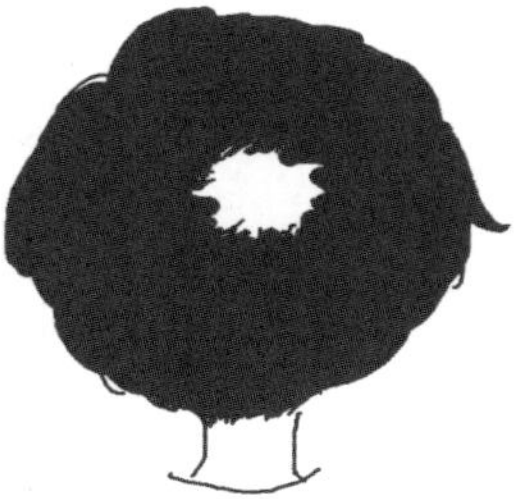

施術後
ほとんど目立たなくなる

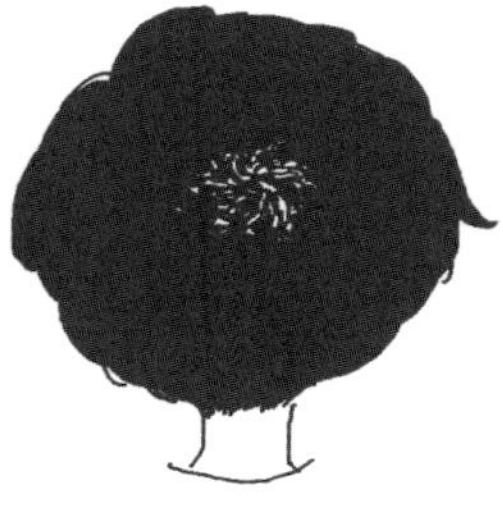

3　目のものもらいの痕

Cさんは目の縁にものもらいができやすく、左目のその痕が毛が生えなくなって、白く目立ちます。

そのせいで、左目が右目よりも小さく見えます。

「アイラインをひいても、その部分だけうまくひけません。目の輪郭が左目だけぼやけてしまいます。なんとかなりますか？」

「ものもらいができているときは施術できませんが、過去にできたものでその痕を染色することはできますよ」

Cさんは思わずにっこり。

もちろん、個人差があるので、一概に誰でもできるわけではありません。

ここでもカウンセリングが重要になります。

Cさんは、メディカルアートメイクでアイラインを入れることで、ものもらいの痕が気にならなくなり、目力もアップ。

以前は化粧をするときも、目立たないように工夫することに気を使っていましたが、今ではチャームポイントを見つけて、美しくなるための化粧を楽しむことができるようになりました。

表情も豊かになり、キラキラとした笑顔が印象に残るようになりました。

施術前
ものもらいの痕に
まつ毛がはえてこない
目の形がぼやけている

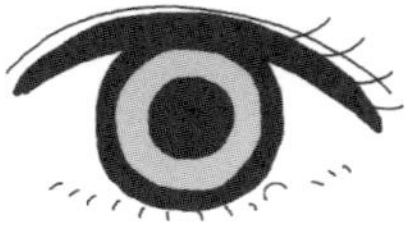

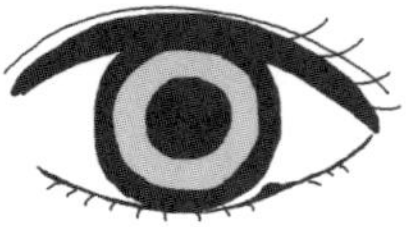

施術後
自然な感じでまつ毛が
はえているように見える
目の形がくっきり

4　過去に医療機関以外のサロンなどで施術した場合の修正

「昔にアートメイクを施した眉が、赤くなってしまいました。

これって直せますか？」

70代のDさんは赤いアートメイクの痕の上から、ゴシゴシとこすりつけるように眉墨で描いていました。

実は、今、医療機関以外のサロンなどで、過去のアートメイクの失敗や変色に悩んでいる人がたくさんいます。

「こんなはずじゃなかったのに……」

うつむき加減にぼそりとつぶやいたDさんの寂しそうな顔。

医師法違反の摘発を受け、今までに施術したサロンがなくなってしまった、満足のいく眉が手に入らずにやり直したいという声もあります。

20年ほど前は、色素の成分も現在のものとは違いました。

D子さんのように変色のお悩みを抱えている人も私のところへいらっしゃいます。

私は、長年の経験から、過去のアートメイクの修復にも対応しています。肌の状態、過去の施術の状態によって、新しく入れる色素を選び、形も修正しながら施術します。

１回で終了する場合も、３回に分けて施術したほうがよい場合もあります。現在の状態を丁寧に見ながら、過去のアートメイクに色を重ね、色素の定着する様子を期間を空けて様子をみることも必要です。

形の修復も、納得できるように2回、３回と分けて少しずつ手を加えていきます。医療機関以外で施術したアートメイクだからもうどうしようもない…とDさんは赤い眉を直すことはあきらめていました。

けれども、修正して自然な眉になりました。

もう赤い眉を隠すための厚化粧も、必要ありません。

とっても自然なナチュラルアートメイクで、以前よりも若くみえます。

「これで、お友達と旅行にもいけるわ」

Dさんの満面の笑みで、私まで嬉しい気持ちになりました。

5　乳房再建

乳がんのため、右の乳房を切除されたEさん。手術は成功しました。けれども、女性にとって乳房はとてもたいせつなもの。胸と心の傷はそう簡単に消えることはありません。そこで、乳房再建に臨まれました。

切除した乳房の再建後、数ヶ月して、再建した乳房の大きさや位置が落ち着くと、乳頭や乳輪を再建することができます。

その乳輪の再建のためにメディカルアートメイクを施します。

最初は薄い色で小さめにして、2回目で施術の具合を見ながら色を重ね、形を調整。左右の形が同じようになるよう、自然な形に見えるように数回に分けて施します。

失った乳房ができあがったときの喜びは、命の大切さと生きる勇気を備えた尊いものだと感じました。

Eさんにはかけがえのない命をより輝かせて、素敵な毎日を過ごせるようエールを贈りたいです。

【乳房再建後】

片方の乳房が手術で摘出された状態

１回目　小さめに薄く色を入れます

２回目　大きさを近づけ、色を足します

３回目　形を整え、色を調整します

※乳首は形成外科にて手術が必要です

6　無毛症や抗がん剤による脱毛症

先天的な病気や、治療による薬の影響で、脱毛するなど、お悩みのある人にもメディカルアートメイクは施術できます。

Ｆさんは、抗がん剤の影響で髪や眉、まつ毛が抜けてしまいました。病院でメイクができません。そこで、失った眉やまつ毛をメディカルアートメイクで手に入れたいと、安心・安全にこだわって私のところにいらっしゃいました。まず、カウンセリングで相談後、デメリットもきちんと説明し、納得した上で、病気の主治医の許可が必要となります。骨格に合わせて、眉の形をデザインします。通常と同じ手順で施術していきます。眉を入れるだけで、顔の印象がぱっと華やかになりました。

「鏡を見るたびに憂鬱でしたが、それが和らぎました」嬉しそうに話すＦさんは、表情も豊かです。さらにアイラインを入れると、目にも輝きが戻りました。「眉やまつ毛があることは普通のことなのに、こんなに嬉しいなんてびっくりしました。おかげで気力もでてきました」Ｆさんから、力強く、本当に嬉しい言葉をいただきました。

第9章　やってよかった体験者からのメッセージ

朝通勤するのが楽しくなりました（27歳　会社員）

私は、朝起きるのが苦手で鏡に向かって少しむくんでいる顔を見るのが嫌で、毎朝、辛い思いをしていたのです。

特にお化粧には時間がかかり、左右対称でない眉をなんとか同じように見せるために、悪銭苦闘。一度で描けたことはありません。

そんなある日、メディカルアートメイクのことを知りました。

カウンセリングに行くと、左右のバランスが悪いだけでなく、骨格の左右のカーブについて教えてもらいました。

いつも正面の顔しか見ていなかったため、横顔を見ると、眉の長さが違っていたり、同じように描いていたつもりでも眉山の高さまで違っていたり…。

正しい位置に描くと、表情が安定して見えることに驚きました。

眉のデザインをよく相談したおかげで、とても気に入った眉に仕上がり、朝の通勤は時間的にも精神的にも随分楽しくなりました。

【ワンポイントアドバイス】

自分の顔は正面からはよくチェックするのですが、横から見たときの顔はなかなか見られません。

たまには三面鏡等を使って、横からの顔をチェックすると、新しい発見ができるかもしれませんね。

正面から見て、長さが違うからと眉尻を足しても印象が変わらないことがあります。それは左右の骨格のカーブの緩やかさが違うためです。

左右の骨格のカーブの違いは、自分では気づかないことがほとんどです。

顔は平面ではなく、立体であることを意識してください。

眉尻ではなく、眉頭に長さを加えるとよい場合もあるので、試してみましょう。

朝の顔のむくみは水分の取り過ぎかもしれません。

体を冷やさないようにして、水分をとるときは、一気にたくさん飲むのではなく、こまめに分けて飲みましょう。

メイク時間が短縮できて、楽になりました（30歳　会社員）

私はとても不器用で、眉やアイラインがうまくかけませんでした。眉プレートを使ってみたり、鏡の隣に美しい眉の形の写真を貼って見本にしたり…。努力はしてみたものの、眉やアイラインを引くだけで30分ほどかかってしまいます。また、汗をかくような暑い日や、湿気の多い日はこまめに化粧直しをしなければ、眉がとれてしまいます。化粧直しにも時間がかかり、もううんざり。

眉を描くための新しいグッズが出たと聞けば真っ先に買って試してみましたが、なかなかうまくいきません。

メディカルアートメイクをした友人に話を聞くと、汗をかいてもとれないことや形は相談して決められることを知り、「これしかない！」とひらめき、クリニックを訪れました。

丁寧なカウンセリングを受け、とても話しやすい雰囲気をつくってもらえたので、気持ちも楽になり、いつの間にかいろんなことを相談していました。

北村さんは、アートメイクの技術だけでなく、看護師さんとしていろんな経験があることを知り、安心してお任せできました。

施術後の腫れもほとんどなく、翌日のメイク時間はいつもの半分以下。

こんなに楽になるのかと嬉しくなりました。

【ワンポイントアドバイス】

眉やアイラインは平面ではうまく描けても、立体の描くことは難しいですね。

まず、アウトラインを引いてその中を埋めていくように描くなど、工夫してみましょう。

施術後は基本の眉の形があるので、それに合わせて整えるだけで大丈夫なので、メイク時間が短縮できてよかったですね。

カウンセリングは、長年の経験と看護師として学んだホスピタリティを大切に一人ひとり向き合うように心がけています。

素顔に自信ができ、彼氏ができました（25歳　販売員）

以前、お付合いしていた彼に、私の素顔をみて、

「なんだかいつもと感じがちがうね……」

と首をかしげられ大ショック！

そのことがトラウマとなり、もう二度と男の人とは付き合わないと決めていました。

けれども、しばらく経つと素敵な人が目の前に現れたのです。

もう同じ失敗はしたくないと、あれこれ悩んでいたところに、メディカルアートメイクに辿り着き、クリニックに電話をすると、とても感じがよかったので、伺いました。

お化粧を落とすと眉が薄く、ぼんやりした印象になるので、普段は眉とアイラインが欠かせません。どんなに時間がなくても、その二つがなければ外には出かけないほどです。

洗っても落ちないメイクというと、表情が固定されてしまうのではないかと心配しました。

しかし、とても自然で以前よりも表情が豊かになったと周りの人から言われます。素顔のときも、ナチュラルメイクをしているように見えます。素顔とお化粧をしているときのギャップが少なくなり、本当に嬉しくて、もう恋なんてしないと思っていた自分が嘘のよう。

男の人から逃げるようにしていたのに、メディカルアートメイクの眉とアイラインのおかげで自信がつきました。

今まで手厚く描いていた眉とアイラインに合わせ、全体的に厚化粧でしたが、メディカルアートメイクを施術したあとは、それに合わせて顔全体もとても自然なお化粧に変わりました。

かわいくなったねといわれることが増えて嬉しい限りです。

【ワンポイントアドバイス】

いくつになっても褒められると嬉しいですね。女性は恋をするとますますきれいになります。

素敵な彼にかわいい笑顔をたくさん見せてほしいです。

母娘でおせわになりました（42歳　主婦）

おしゃれが楽しみな母は気づけば70歳を過ぎ、目も悪くなり眉を描くのも大変でした。

母の友人がメディカルアートメイクを施術したことを知り、

「私もやりたいから、連れてって」

とせがまれ、インターネットで調べて、クリニックに電話をかけました。

「では、まず、カウンセリングを受けてみてください。注意事項等も説明しますので、母娘でいらしてください」

と、言われて私も伺うことにしました。

母と二人で丁寧な説明を受け、眉のデザインも三人で話し合って決め、これなら安心だと北村さんに母の施術をお願いしました。

施術後は、きれいな眉になったので、毎日、お化粧を手伝っていた私は役目を終えることができました。

あんなに手間をかけて手伝っていたのに、何にもしないほうが、きれいなんて…と、ちょっと複雑な思いもありましたが、おしゃれな母を見て、嬉しい限り。

今では、若返った母と買い物に出かけることが楽しみです。

母の様子を見て、私もメディカルアートメイクに挑戦しました。

メイクの時間が短縮されただけでなく、いつ鏡を見ても美しい眉のおかげで素顔のコンプレックスがなくなりました。

こんなに楽だなんて、もっと早くすればよかったと思いました。

【ワンポイントアドバイス】

実は母娘で一緒にいらっしゃる人々も多いです。

カウンセリングを受けていただくときに、注意事項も一緒に確かめることができてよかったという声もあります。

いくつになっても一緒におしゃれのおしゃべりに花が咲く母娘は素敵です。

母娘で一緒に楽しむショッピングの様子が目に浮かびます。

私も将来、娘とショッピングが楽しめるような母になりたいと思います。

スキューバーダイビングもバッチリ楽しめます（32歳　会社員）

仲のよい学生時代の女友達と始めたスキューバーダイビングは、きれいな海の中にもぐって、日頃のストレス発散に欠かせない大切な趣味になっていました。

日常とは全く違う青の世界。

イルカと泳いだときは最高の気分を味わいました。

仕事でどんなに嫌なことがあっても、来週は海に行けると思うだけで乗り越えられていました。

でも、たった一つだけ、悩みがあったのです。

海から上がり、ゴーグルを外すと眉がなくなっているのです。

始めの頃は、ウォータープルーフのアイブロウペンシルに買い替える等、いくつか試したのですが、一向に効果がありません。

友達とあれこれ相談していると、水に濡れて眉が消えているわけではなく、ゴーグルにこすれて消えていることがわかりました。

もう、どうすることもできないと思っていたところ、メディカルアートメイクのことを知りました。

日焼けが落ち着いている時期を見計らって、施術を受けました。

ここに落ち着くまで、何本ものアイブロウペンシルを買ったことか…。

ファッション雑誌を開くと真っ先に、アイブロウペンシルの記事を探してはスキューバーダイビング仲間と情報交換をしていました。

もうこれで、眉の心配をしなくてもよいと思うと、ほっとしました。今では、思う存分スキューバーダイビングを楽しむことができます。


【ワンポイントアドバイス】


海にもぐって神秘的な世界を楽しめるなんてすてきですね！

スキューバーダイビングに限らず、プールやサーフィン、ホットヨガなど素顔になったときに眉が気になって趣味を楽しめないという声はよくあります。

仕事として、スイミングスクールのコーチやスポーツジムのインストラクターの人にもメディカルアートメイクは人気がありますよ。

定年後の主人と二人で山登りを楽しんでいます（65歳　主婦）

仕事が忙しくて、旅行もほとんどしたことがなかった主人が、定年後、「これからはふたりの時間を楽しもう」と、言ってくれたときは本当に嬉しかったんですよ。

でも、山登りに行こうと誘われたときには戸惑いました。汗をかいても化粧直しができない…。眉毛がなくなってしまうと思うと、嬉しいはずの山登りも不安になってしまいました。

まさか主人に相談するわけにも行かず、友人に尋ねたところ、メディカルアートメイクのことを教えてもらいました。

施術後、山登りで日焼けをしても大丈夫なのか気になりましたが、問題なく、快適です。山道で帽子をとって、タオルで汗を拭いても眉は消えることはありません。いままでよりも、はっきりとした顔立ちになり、若返りました。

主人はメディカルアートメイクのことは全く気づかずに、

「山登りに行くようになり、運動することでなんだか若返ったんじゃない？」

と、自分の手柄のように思って喜んでいます。

それほど、メディカルアートメイクの眉は自然なナチュラルメイクのように施されていて、大変満足しています。

これからも、二人で山登りに出かけたいです。


【ワンポイントアドバイス】


仲のよいご夫婦のお話を聞いて、私まで楽しくなりました。

メディカルアートメイクは日焼けをしても大丈夫ですが、だんだん薄くなってきますので、山登りを楽しむためにも2～3年たったらリタッチをおすすめします。

なんとなく、薄くなったなぁと感じたら、またいらしてくださいね。

そのときの生活環境に合わせて薄くなった眉をリタッチします。年齢によって顔の形も変わってきますので、それに合わせて施術を重ねていくとうまくいきます。山登りをいつまでも楽しんでくださいね。

眉毛でイメージチェンジに成功しました（37歳　男性会社員）

私は、もともと眉が薄いのが悩みでした。

周りの人がいう私の第一印象はなんとなくこわい感じがしたというものでした。姉と妹に挟まれた3人兄弟の真ん中でどちらかというと優しい穏やかな性格だと自分で思っていただけに、どうして、そう言われるのかがわかりませんでした。

ある日、なんとなくテレビドラマをみていると、迫力のある喧嘩のシーンを見て、いかにも怖そうな俳優の眉がないことに気づきました。

その顔が自分に似ていたのです。人からみるとこんなふうに見えていたのかとハッとしました。

それから自分の眉が悩みの種となり、人と接することを避けるようになりました。

ちょうど、転職をするタイミングで、姉からメディカルアートメイクのことを聞き、新しい職場で新しい自分を見いだしたいと思いました。

男性もできるのか問い合わせたところ、大丈夫だとわかったときはこのチャンスに絶対にやろうと決めました。

施術のときは、麻酔を希望したので痛みも感じることなく、安心して施術を受けられました。

仕上がりはとても自然でしたが、今までの薄い眉の顔とはとても印象が変わり、周りの人の反応が気になりました。

家に帰ると、姉と妹が珍しくほめてくれたので自信がつきました。

施術のあとは気になって何度も鏡を見ていましたが、新しい職場では、眉のことに気づかれることはなく、だんだん、新しい自分に自信が持てるようになりました。

初めて会う人からも「穏やかで話しやすい人」と言われるようになり、今までの外見と内面のギャップがなくなり、積極的に周囲の人とも交流できるようになりました。

【ワンポイントアドバイス】

男性はお化粧をしないので、素顔の中でも眉の印象はとても大事です。外見と内面の印象が一致すれば、人付き合いも楽になりますね。

男性からは、自信が持てるようになったという声がよく届きます。

施術前

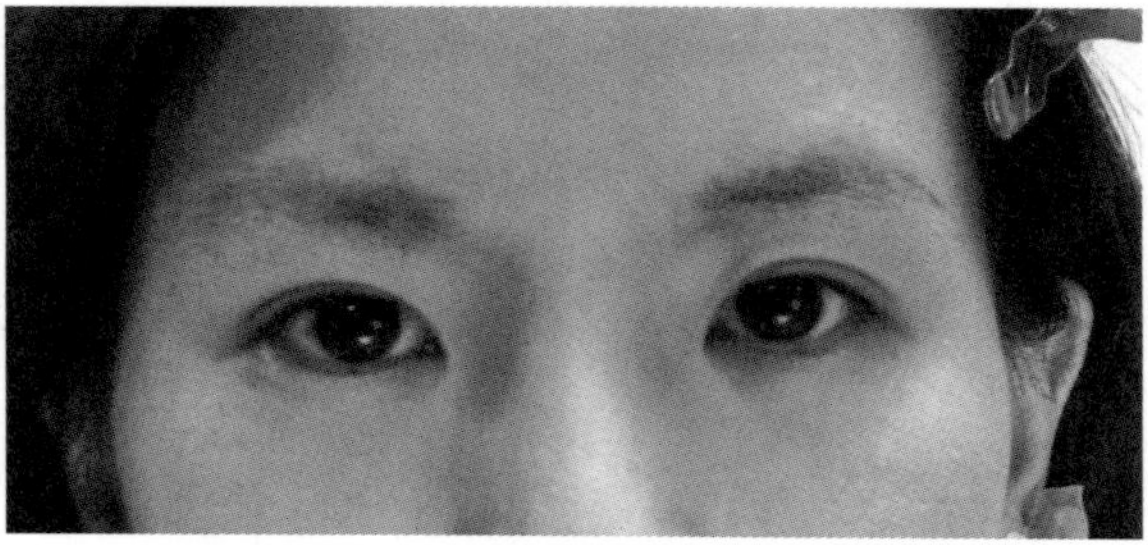

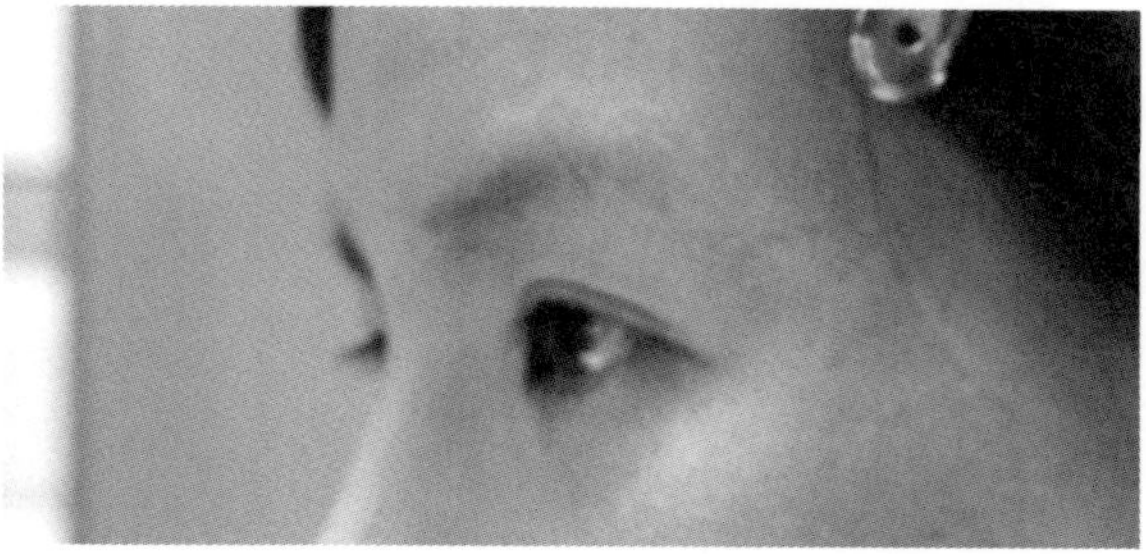

眉がぼやけていてうまく描けず、いつも前髪をおろしていました。
眉を出すと顔の印象がぼやけてしまい、老けた感じになるのが悩みでした。眉を描いてもうまくいかず、左右が対称になりません。

施術後

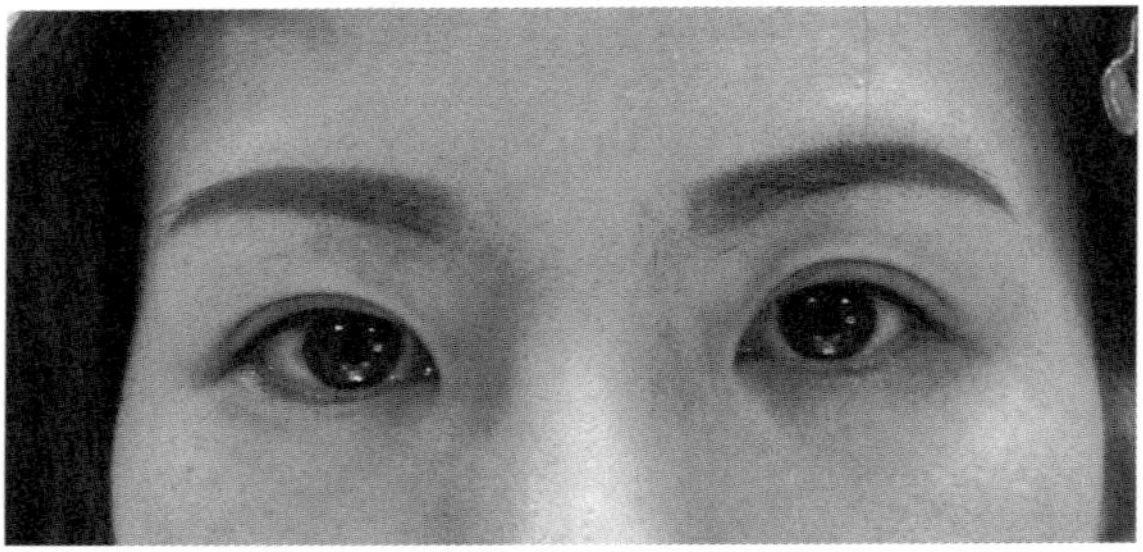

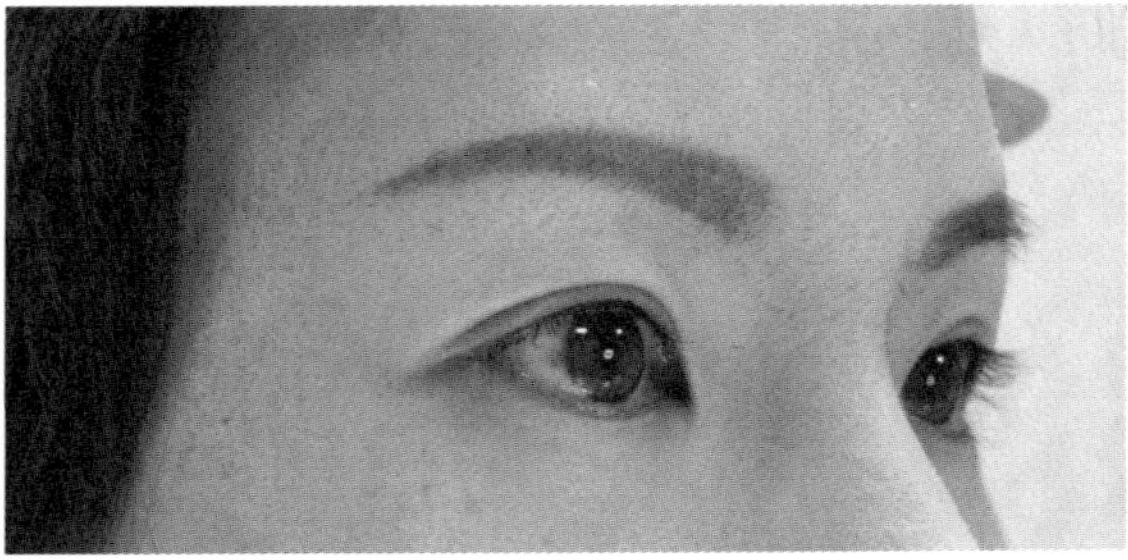

スッキリとしてシャープなイメージになり、
前髪を上げたヘアスタイルにすると、
顔の印象も華やいで見え見るようになりました。
イメージチェンジに成功！
なによりメイクするのが楽になりました。

あとがき

メディカルアートメイクに興味を持って、本書を手に取っていただき、ありがとうございました。

私の長年の経験が少しでもみなさまのお役に立てれば幸いです。

ここ最近では、アートメイクによる危害が取り上げられることが多く、なんとしても正しいメディカルアートメイクの情報を発信していかなければならないと強く感じていました。

ですから、日本の医療分野におけるメディカルアートメイクについて、医師・看護師・准看護師を中心に構成される日本メディカルアートメイク協会の設立にかかわり、理事・事務局長として運営にも力を注いでおります。

医療分野における美容医療技術の向上と不特定多数に対するサービスの高度化を図ることで、消費者のみなさまの保護を実現することができるのではないかと努力を重ねております。

厚生労働省にご相談したり、国民生活センターに伺い、危害の状況を教えていただいたり、また新聞やテレビの取材を受けるなど、通常の仕事に加え忙しい毎日を過ごすこととなりましたが、それは私にとって大変意味のある仕事だと感じています。

美しくイキイキと輝く女性を応援したいというパワーが集まり、メディカルアートメイクの正しい知識を確認するためのテキストとして、本書をみなさまのお手元に置いていただければ、こんなに嬉しいことはありません。

これからも、メディカルアートメイクの発展と、美しくなるための女性の応援に全力を尽くしたいと思います。

最後になりましたが、本書を制作するにあたり、医療法人社団ウェルエイジング小林一広理事長、しん皮膚科クリニック 辛氾基院長、シロノクリニック 城野親徳総院長にご賛同いただきご協力いただきましたことに、心より感謝致します。

北村　久美

著者略歴

北村　久美（きたむら　くみ）

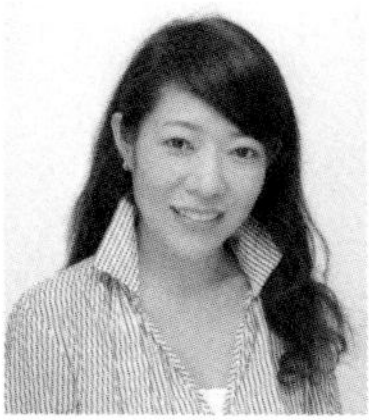

メディカルアートメイクアーティスト。

1972年神奈川県生まれ。美容室を営む母のもとに育つ。

メディカルアートメイク技術者歴30年、施術件数約27,000件の豊富な知識と経験を持ち、芸能関係者、スポーツ選手、医療従事者など多数の施術を行う。

カウンセリング・デザイン・施術・アフターフォローまですべてを担当し、丁寧なカウンセリングを行い、長年の信頼を得ている。

アートメイク創世期より、アートメイクアーティストとして活躍し、圧倒的なキャリアを持つ。美容外科「十仁病院」「よしき銀座クリニック」「Dクリニック・クレアージュ東京」で施術のほかにアートメイク講師としてアートメイク教育に携わる。

現在は、都内数か所のクリニックで施術をしながら講師を行っている。

有資格：准看護師・美容師・管理美容師

北村久美オフィシャルサイト
https://medical-artmake.com/

イラスト：きど ふみか

だれでも美しい眉が手に入るメディカルアートメイク

2016年2月19日　初版発行　　2024年7月17日　第3刷発行

著　者　北村　久美　©Kumi　Kitamura
発行人　森　　忠順
発行所　株式会社 セルバ出版
〒113-0034
東京都文京区湯島1丁目12番6号 高関ビル5B
☎ 03（5812）1178　FAX 03（5812）1188
https://seluba.co.jp/
発　売　株式会社 創英社／三省堂書店
〒101-0051
東京都千代田区神田神保町1丁目1番地
☎ 03（3291）2295　FAX 03（3292）7687

印刷・製本　株式会社 丸井工文社

Printed in JAPAN
ISBN978-4-86367-222-2